La Ferrure

A ÉPONGES MINCES

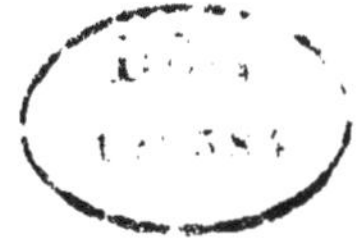

AVEC NOMENCLATURE

DE VINGT-DEUX FERS RATIONNELS

A ÉPONGES MINCES ET A AJUSTURE INVERSE

PAR

G. MAILLE

Chef d'Atelier des Forges à l'Ecole Nationale Vétérinaire d'Alfort

DRAGUIGNAN
IMPRIMERIE OLIVIER-JOULIAN ET DEGUILLEN
BOULEVARD DE LA LIBERTÉ

1910

G. MAILLE

LA FERRURE A ÉPONGES MINCES

Préface

En 1886, M. Nocard, alors professeur de pathologie chirurgicale et de ferrure, me chargea d'appliquer à un cheval encastelé le fer à éponges minces que M. Poret venait de présenter à la Société Centrale de Médecine Vétérinaire. On me remit le modèle de ce fer, conservé depuis au Musée de l'École, et la notice qui en indiquait les dimensions précises et les caractéristiques diverses. Après avoir paré le pied au degré voulu, je confectionnai un fer Poret d'une exactitude rigoureuse. Le résultat ne me satisfit point : le pied n'était pas d'aplomb, car il relevait beaucoup trop en pince, et la paroi n'était pas suffisamment protégée à cause de l'étroitesse des éponges. Je déferrai le cheval et remis le fer au feu pour en diminuer l'épaisseur et en augmenter la couverture. Le cheval, referré, s'en alla parfaitement d'aplomb, son encastelure fut soulagée, et le fer Poret, à qui l'on attribua tout l'honneur de ce résultat, reçut nominalement *droit de cité à l'École Vétérinaire. En réalité ce fer n'y fut employé qu'une seule fois et l'espace de quelques minutes.*

Pour l'encastelure on ordonnait alors, suivant la gravité du cas, le fer à pantoufle de Defays ou de De la Broue. J'eus l'idée de combiner les deux principes, celui de l'éponge mince et celui de la pantoufle de De la Broue, et je donnai au fer Poret déjà modifié une ajusture contraire. Celle-ci doit être légère, car la forte pantoufle amène une dilacéra-

tion du tissu podophylleux ; mais elle n'augmente ni la difficulté ni la durée du travail, puisque tout vrai maréchal sait, avec la même aisance, frapper en dehors ou en dedans. Le fer ainsi transformé prouvait à chaque essai sa valeur curative. Comme il était plus facile à forger, j'insistai et pus obtenir peu à peu de remplacer le fer Defays par le fer à éponges minces.

Les chevaux du service de l'Ecole, particulièrement ceux du manège, recevaient le fer règlementaire de l'armée. Beaucoup avaient les pieds pitoyablement encastelés. Je leur mis le nouveau fer. Son action fut aussi efficace qu'avec les chevaux de la clinique. Je résolus alors de l'appliquer à tous les pieds, bons ou mauvais, car sa valeur thérapeutique si manifeste n'avait rien de mystérieux. On se contente de respecter et de favoriser le fonctionnement du sabot, et c'est là tout le secret de la vertu magique de cette ferrure. Le bon sens à lui seul imposait d'user de la même précaution pour tous les pieds et tous les chevaux. Aussi était-ce, en 1887, un fait accompli : tous les chevaux de service à l'Ecole recevaient le fer que j'ai modifié. Le manège a été supprimé en 1907. Donc, pendant 20 ans, 18 chevaux ont reçu régulièrement mon fer à éponges minces et pas un seul cas de boiterie ne s'est produit. Le meilleur maréchal est exposé à piquer une bête avec un clou ; son habileté et son attention restent à la merci de circonstances fortuites. Cet accident ne m'est pas arrivé : j'en remercie le hasard qui me fut favorable. Mais l'absence de bleimes, de seimes, d'encastelure, tous méfaits que produit à coup sûr une ferrure irrationnelle, démontre avec une force irréfragable la valeur du fer à éponges minces et des modifications que j'y ai apportées.

Sur ces entrefaites, je préparai une collection de 152 fers qui fut envoyée à l'Exposition Universelle de 1889, réexposée en 1900, et depuis installée dans le Laboratoire de Pathologie Chirurgicale. On peut y constater que j'avais donné place, à côté du fer Poret, au fer transformé comme je viens de dire, et au fer à planche qui présentait, entre autres caractéristiques, l'amincissement des éponges, et l'ajusture inverse.

Cependant ce n'est qu'en 1901 que j'eus la hardiesse de vaincre cette timidité à écrire qu'éprouvent naturellement ceux pour qui une plume pèse plus lourd que le marteau. Je pris publiquement possession des résultats de mon travail dans un article que publia le Recueil de Médecine Vétérinaire. *J'y parlai surtout du fer à éponges minces ordinaire, du fer couvert à ajusture anglaise et du fer à lunette, me promettant d'apporter bientôt un article complémentaire sur le fer à planche. Une intervention imprévue s'opposa à ce dessein. M. le Professeur Almy, avec un tact et un sentiment de justice que je n'oublierai pas, voulut bien se charger de communiquer lui-même le résumé de mon étude à la Société Centrale de Médecine Vétérinaire.*

Ces deux publications ne sont pas restées sans écho. On n'a guère cité mon nom, mais j'ai la preuve qu'on a tiré profit de mon travail. Aussi, prêt à quitter l'École Vétérinaire et la vie active, je crois à propos de reprendre la question de la ferrure à éponges minces et d'en marquer l'évolution. Après avoir décrit et apprécié le fer Lafosse et le fer Poret, j'exposerai les modifications que j'ai fait subir à ce dernier, l'extension que je lui ai donnée en l'adoptant pour des chevaux de tout service, et les transformations diverses qu'en m'inspirant de son principe j'ai appliquées à la plupart des fers thérapeutiques. Un tableau de ces derniers complètera la démonstration ; et j'espère que l'on en reconnaîtra l'utilité pratique, car tous les dessins en sont faits avec autant d'exactitude que de goût. Ils sont dus à l'obligeance de M. Montégut, élève de 4e année, qui a mis gracieusement à mon service sa plume experte et fine. Je le prie d'accepter l'expression de ma vive reconnaissance. Enfin je n'ai jamais cessé d'enregistrer avec soin les résultats obtenus à l'École Vétérinaire par mes différentes ferrures et j'ai cru que le relevé de tous les fers employés à Alfort pendant une période de cinq ans (1901 à 1908) pourrait donner lieu à une statistique intéressante. On la trouvera dans l'appendice, et cet argument numérique s'ajoutera comme une dernière raison à tous les motifs qui démontrent la valeur de la ferrure à éponges minces et permettent de croire à son avenir.

Certes je dois beaucoup à l'École d'Alfort. Nul milieu n'est plus favorable à l'ouvrier qui veut remplir sa tâche avec intelligence, car la pratique manuelle y apprend à se fonder en raison, et à profiter des occasions d'une expérience toujours diverse et sans cesse élargie. Et si l'on songe à la valeur de l'enseignement qui s'y donne, au nombre des élèves qui le reçoivent, on peut ajouter hardiment que nul milieu n'est plus apte à constater et consacrer l'efficacité d'une méthode nouvelle. C'est pourquoi, conscient de l'œuvre accomplie et fort de la haute autorité qui l'approuve, j'exposerai les résultats de mon travail avec une franche simplicité, sans vain orgueil comme sans fausse honte.

G. MAILLE.

Alfort, le 28 avril 1910.

J'adresse tous mes remercîments à MM. les Imprimeurs qui ont bien voulu se charger, avec une amabilité que je n'oublierai pas, de l'édition et de l'illustration de cette brochure.

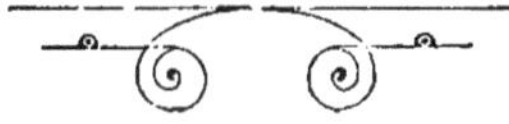

CHAPITRE I

LE FER LAFOSSE

Les ferrures à éponges minces reposent sur les principes que Lafosse père indiquait, dès 1754, dans plusieurs mémoires adressés à l'Académie des Sciences de Paris, et que Lafosse fils a développés en 1772 dans son cours d'Hippiatrique.

Lafosse père avait très judicieusement remarqué que, dans l'état naturel, l'appui plantaire a lieu par la fourchette, les talons, la muraille, et une partie de la sole ; et que la muraille seule est usée par la marche sur les terrains durs.

Et de ces données expérimentales il avait tiré ces deux conclusions pleines de bon sens : 1° il ne faut jamais ni parer (1) la sole et la fourchette, ni creuser les talons, ni trop râper les pieds ; mais on doit se contenter d'abattre seulement la muraille si on la juge trop longue (2). « Toutes

(1) « Il faut bien distinguer et ne pas confondre les termes *Parer* et *Abattre*. *Parer*, c'est vider le dedans du pied ; *Abattre*, c'est rogner la muraille.... Bien que la sole soit dans son entier elle n'acquerra pour cela plus d'épaisseur ; elle se développe elle-même de ce qu'elle a de trop. » Lafosse — Cours d'Hippiatrique. 1772 p. 382.

(2) Lafosse. — Nouvelle pratique de ferrer, 1756, pages 101, 102, 103, 104, 112, 114.

ces méthodes sont autant d'abus qui achèvent de détruire les pieds des chevaux (1) ». 2° Il ne faut mettre au cheval que le volume de fer qui lui est nécessaire pour garantir sa corne ; par conséquent il sera non seulement inutile mais même nuisible de lui en mettre sous la partie de la corne qui peut se conserver par elle-même, comme est celle des talons et de la fourchette (2) ».

Aussi Lafosse préconise-t-il, à la place des fers longs et forts d'éponges qui étaient alors communément employés en France, un fer nouveau (qu'il appelle fer en croissant) et dont la caractéristique est d'être court et mince d'éponges de façon que « la fourchette et le talon portent à plomb sur le terrain (3) ».

Ce fer n'occupe que le pourtour de la pince et ses éponges viennent en s'amincissant se terminer au milieu des quartiers. Il est partout d'égale couverture. « La contre perçure doit être faite du même côté de l'étampure ; l'ajusture doit être douce et à bien dire un peu relevée en pince, le corps des branches est à plat (4) ».

Le fer en croissant pourra, selon les pieds, subir certaines modifications. Ainsi :

— « Un cheval qui aura les talons faibles et sensibles doit être ferré le plus court qu'il est possible, et avec de minces éponges, de manière que la fourchette porte à terre, parce que ses talons, n'ayant rien dessous eux, profiteront et seront soulagés (5) ».

— Pour les pieds dont la muraille est mince, « les fers doivent être un peu plus longs, de manière que l'éponge vienne en s'amincissant sur les talons, pour que le bout de l'éponge

(1) Lafosse. — Nouvelle pratique de ferrer. 1756, p. 114.
(2) Lafosse. — Nouvelle pratique de ferrer. 1756, p. 108.
(3) Lafosse. — Nouvelle pratique de ferrer. 1756, p. 110.
(4) Lafosse. — Cours d'Hippiatrique. 1772, p. 383.
(5) Lafosse. — Nouvelle pratique de ferrer. 1756, p. 111.

ne porte point sur la muraille, parce qu'elle s'écraserait vu sa faiblesse, et que l'éponge vienne à se terminer sur le talon où commence l'arc-boutant, parce que le talon ne s'éclate jamais (1) ».

— « Pour ce qui est des pieds combles, il leur faut également des fers un peu longs et qui d'ailleurs couvrent davantage la sole pour empêcher que la sole ou oignon, s'il y en a, ne portent à terre (2) ».

— « Enfin il faut ferrer les chevaux qui ont des bleimes et des seimes « *en demi lunette* » c'est-à-dire l'éponge du dehors plus longue et celle du dedans très courte ».

Lafosse avait donc conscience, non seulement de la valeur hygiénique de son fer, mais aussi de sa valeur thérapeutique. Il y insiste à plusieurs reprises. « Il faut toujours que les talons et la fourchette portent à terre : c'est le seul et véritable moyen, non seulement de conserver le pied, mais de le rétablir. La ferrure en croissant sera d'autant plus nécessaire à un cheval qui aura un quartier faible et renversé que, non seulement elle le soulagera, mais encore rétablira le quartier dans son état naturel (3) ». Et il s'étonne qu'on ne se soit pas avisé plus tôt de cette méthode de ferrer. « J'ai encore de la peine à me persuader que j'en sois l'inventeur ; je croirais bien plus volontiers qu'elle n'est que la copie de celle qui a été pratiquée par le premier Artiste qui a imaginé de donner des fers aux chevaux. Si mes soupçons sont justes, l'oubli qui en a été fait ne prouve rien contre sa perfection, parce que le bon comme le mauvais n'ont pas plus de droit l'un que l'autre de fixer notre inconstance. On se lasse de tout, et celui-ci pour l'emporter sur celui-là, a imaginé des fers de différentes formes, longueurs et épaisseurs, auxquels il n'a pas manqué d'attribuer diverses propriétés :

---

(1) Lafosse. — Nouvelle pratique de ferrer. 1756. p. 111.
(2) Lafosse. — Nouvelle pratique de ferrer. 1756, p. 111.
(3) Lafosse. — Nouvelle pratique de ferrer. 1756.p. 120.

la multitude plus crédule qu'instruite, s'est laissée persuader ; de là les fers longs, épais, ceux à crampons, puis les fortes éponges, ensuite les minces. Il y a apparence que si les pauvres animaux pour qui on travaillait, avaient pu dire leur avis, rien de tout cela n'aurait lieu : ils s'en seraient tenus à leur ancienne ferrure, qui n'ayant été imaginée que pour conserver la muraille, n'avait certainement aucun des inconvénients de celle d'aujourd'hui (1) ».

Ainsi Lafosse père, grâce à sa connaissance pratique du pied du cheval, put à la fois formuler des préceptes d'une saine méthode en ferrure, celle qui ne protège, du sabot, que la partie exposée à l'usure et qui laisse à toutes les autres parties « la liberté entière de leur fonction lors de l'appui (2) » et inventer le vrai fer rationnel, dont les avantages pratiques, hygiéniques et thérapeutiques lui apparurent nettement et nous semblent aujourd'hui universellement reconnus.

Mais ce dernier résultat n'a été atteint que trop récemment. Lafosse fils affirme que la nouvelle ferrure eut du succès. « Ceux, dit-il, qui l'ont examinée d'un œil juste et impartial, lui ont accordé leur suffrage ; la plupart même des maréchaux, obligés de se rendre à l'évidence, l'ont approuvée, et après en avoir connu les avantages et l'utilité, ils l'ont enfin adoptée et mise en usage (3) ».

Cependant il est bien obligé de reconnaître que plusieurs ne la suivent pas ; les uns « par la crainte mal placée qu'ils ont qu'elle ne plaise pas au maître, et principalement au cocher..... ; d'autres, par cette vieille habitude de mal faire, se tiennent à ce qu'ils ont toujours pratiqué, et ne veulent point de l'embarras de renouveler une boutique montée (4) ». Il espérait néanmoins, comme son père, que « le temps....

(1) Lafosse. — Nouvelle pratique de ferrer. 1756. p. 120.
(2) Peuch et Lesbre. — Précis du pied et de sa ferrure. 1896 p. 176.
(3) Lafosse. — Cours d'Hippiatrique. 1772. p. 390.
(4) — id. — p. 383.

détruirait les mauvaises plaisanteries de ceux qui ne peuvent se déshabituer de voir les choses toujours au même état que leurs pères les ont vues, quelques défectueuses qu'elles soient, et nonobstant les avantages évidents et considérables du changement (1) ».

Pendant un siècle, l'intérêt, la routine, et l'influence exercée par l'enseignement de Bourgelat (2) firent oublier les idées si justes et les préceptes si raisonnables de Lafosse (3). Ce n'est qu'en 1885 que nous voyons la Compagnie des Omnibus les adopter et les mettre en pratique. Et le mérite en revient à MM. Lavalard et Poret.

(1) Lafosse. — Nouvelle pratique de ferrer. 1756. p. 126.

(2) Peuch et Lesbre. — Précis du pied du cheval et de sa ferrure. 1896. p. 179-181.

(3) En Angleterre, dès 1776, W. Osmer fait connaître le fer Lafosse et en conseille l'emploi pour l'encastelure. Plus tard (1798), Colman, s'inspirant de l'hippiatre français, propose une sorte de fer à lunette qui présentait l'avantage d'être plus couvert en pince qu'en éponges (cf. la reproduction qu'en donnent, d'après Fleming, Goyau. — Traité pratique de maréchalerie. 1882. p. 193. et Peuch et Lesbre. — Précis du pied du cheval et de sa ferrure. 1896 p. 182), mais qui offrait l'inconvénient de fausser l'aplomb à cause de son épaisseur exagérée (trois fois plus épais en pince qu'en éponges). Colman commettait encore la grave erreur d'amincir la sole pour éviter son contact avec le fer. Malgré ces deux autorités, le succès de la ferrure à éponges minces resta aussi incertain en Angleterre qu'en France.

CHAPITRE II

LE FER LAVALARD-PORET

Le fer Lavalard-Poret offre les particularités suivantes dont j'emprunte la description presque textuelle à M. Lavalard, dans son Traité *Le Cheval* (1).

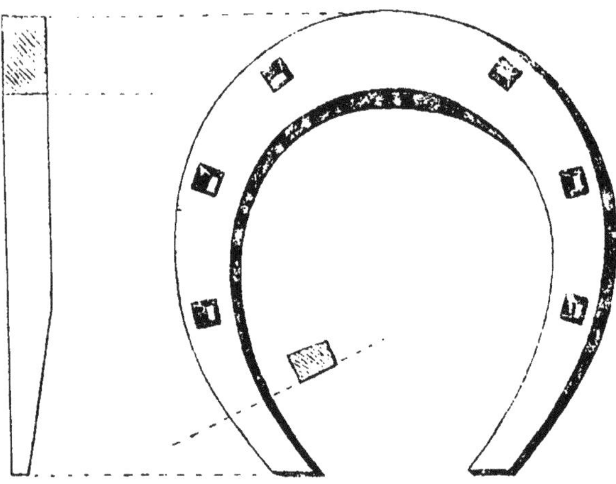

Fer Lavalard-Poret. — 1885

Le fer mécanique à devant (modèle n° 3) a $0^m,023$ de largeur en pince et $0^m,015$ d'épaisseur. Ces deux dimensions vont en diminuant progressivement pour n'être plus en

(1) Lavalard. — Le Cheval. 1888. Tome I. p. 459.

éponge que de $0^{m},01$ en largeur et de $0^{m},005$ en épaisseur, soit une différence de $0^{m},013$ et de $0^{m},01$. Il est important que le plan incliné formé par les branches commence en quartiers.

La longueur du fer mesurée de la pince à l'éponge, varie entre $0^{m},14$ et $0^{m},17$.

Quelle que soit la dimension, le nouveau fer n'a que six étampures. son poids varie entre 700 et 900 gr..

Le fer à derrière a $0^{m},03$ de largeur en pince et en mamelles et $0^{m},015$ en talons ; $0^{m},018$ d'épaisseur en pince et $0^{m},007$ en éponge.

Il pèse de 800 à 1000 grammes, a les mêmes dimensions en longueur que le fer à devant et 6 ou 7 étampures ; 6 pour les petits fers et 7 pour les grands.

La garniture est supprimée aux pieds de devant et aux pieds de derrière, ce qui permet de n'avoir plus qu'un seul modèle de fer pour les pieds de devant et un seul pour ceux de derrière.

Les étampures, placées à la même distance de la rive externe, sont réparties également sur les deux branches exactement semblables. En un mot, on a supprimé, par cette uniformité, la distinction en fers du pied droit et fers du pied gauche : les deux fers s'appliquent indifféremment aux deux pieds. C'est une simplification dans la confection des fers mécaniques, il suffit de deux matrices au lieu de quatre. Cette diminution de matériel permet de réaliser une économie sur le prix de revient.

« L'ajusture est faite à l'anglaise (1) par l'ouvrier au moment de poser le fer. Cette ajusture, qui laisse la face inférieure du fer plane, ne fausse pas l'aplomb comme l'ajusture française, surtout l'ajusture exagérée que l'on pratique sur les fers un peu larges comme ceux que l'on emploie à la Compagnie des Omnibus (2) ».

---

(1) Pour l'ajusture anglaise, cf. ci-dessous, p. 38.

(2) Lavalard. — Le Cheval. 1888. Tome I. p. 459.

On voit, par l'énumération de toutes ces particularités, que MM. Lavalard et Poret se sont appliqués à résoudre à la fois deux problèmes qui pour nous sont de valeur très inégale. L'un consitait à diminuer autant que possible le prix de revient des fers ; d'où la suppression de la garniture, la similitude exacte des deux branches, l'égale répartition des étampures, en un mot l'adoption du fer neutre. C'est une solution que je tiens pour regrettable au point de vue de l'intérêt du cheval et du métier. L'autre, au contraire, était celui même que la pratique de la ferrure avait imposé à l'esprit de Lafosse. Il s'agissait de faire concourir la fourchette à l'appui, en protégeant la muraille qui s'use et en laissant libres les parties du sabot qui ne s'usent pas.

MM. Lavalard et Poret ont repris le fer Lafosse, mais en le modifiant à deux points de vue, et, semble-t-il, dans le sens d'une logique plus rigoureuse. Puisque la muraille a besoin d'être protégée, la diminution n'est pas progressive de la pince en éponges comme chez Lafosse, mais le plan incliné formé par les branches ne doit commencer qu'en quartiers. Puisque les talons ne s'usent pas, l'amincissement du fer est aussi légitime en largeur qu'en épaisseur. Et c'est pourquoi le fer Poret est d'inégale couverture.

Peut-être y avait-il, à réaliser ces deux modifications, plus de rigueur théorique que de nécessité pratique, car, d'une part, cette diminution de la largeur (de 0^{m},023 à0^{m}01) rend le fer trop étroit en éponges (il est presque plus étroit que la paroi) ; d'autre part, le brusque ressaut du fer sur sa face supérieure oblige de faire une entaille en quartier, ce qui complique le travail inutilement.

Mais il n'en reste pas moins que M. Lavalard pouvait écrire avec raison : « Nous nous sommes attachés à ramener la pratique de la ferrure à son véritable rôle : placer sous le pied une bande métallique qui s'adapte exactement au bord plantaire de la paroi, la protège contre l'usure, et permette au pied de conserver son aplomb régulier en donnant à cette bande des épaisseurs différentes en rapport avec le mode naturel d'user du cheval sauvage ou non ferré (1) ». Et comme le principe était bon, les résultats ne pouvaient être qu'excellents. Les voici, tels que M. Poret les formulait dans sa note à la Société Centrale de Médecine Vétérinaire.

« 1° Cette ferrure est, comme la ferrure ordinaire, applicable à tous les pieds, aussi bien aux pieds étroits et creux qu'aux pieds larges, plats et à talons bas.

2° Par la conservation de la fourchette qui arrive à acquérir un développement considérable, elle fournit à l'ouvrier un point de repère, qui lui fait totalement défaut avec la ferrure ordinaire, point de repère qui lui permet de s'assurer que les deux quartiers ont exactement la même hauteur, les deux éponges devant être sur le même plan que la fourchette.

3° Au point de vue hygiénique, elle prévient, en régularisant l'aplomb, le développement des seimes-quartes et autres, des bleimes et de l'encastelure.

4° En augmentant la sûreté du point d'appui du cheval sur le sol, cette ferrure supprime les glissades, les écarts, et donne plus de confiance à l'animal et lui permet de déployer, utilement et avec moins de fatigue, la force nécessaire pour mettre en mouvement la charge plus ou moins lourde qu'il doit traîner.

5° Elle permet de réduire le poids du fer d'un cinquième à un quart, de ne mettre que 6 clous au lieu de 8, et de diminuer la dépense et les chances d'accidents de piqûre. » (2)

---

(1) l. c.

(2) Bulletin de la Société centrale de médecine vétérinaire, déc. 1885, p. 483.

CHAPITRE III

LE FER PORET-MAILLE (1)

Les avantages du fer des omnibus comparé au fer ordinaire sont incontestables. Mais la pratique quotidienne de la ferrure m'a signalé certains inconvénients auxquels je me suis appliqué à porter remède. De plus la variété innombrable des pieds que j'ai dû ferrer à l'École d'Alfort m'a permis d'expérimenter le fer à éponges minces sur des chevaux de tout service et sur des pieds de toute conformation. Je suis convaincu qu'on peut faire rendre à ce fer des effets bienfaisants en l'appliquant à tous les pieds, quels qu'ils soient, et à tous les chevaux, quelque travail qu'ils aient à fournir : et je crois que les modifications ci-dessous ont augmenté la valeur économique, hygiénique et thérapeutique des ferrures à éponges minces.

Je n'assignerai pas au fer que j'emploie des dimensions

(1) Cette dénomination est empruntée à MM. Thary. — Ferrure du cheval — Une bonne méthode, 1902, p. 14 ; Coquot. — Recueil de médecine vétérinaire, 15 juin 1905, p. 349 ; Breton et Larieux. — Eléments de clinique vétérinaire, 1908, p. 225.

fixes comme le font tous les manuels pour le fer Poret (1). J'admets que ce soit là des indications bonnes à donner à des fabricants de fers à la mécanique, mais c'est une imprudence que de les reproduire comme matière d'enseignement. Il faut lutter contre la superstition du calibre, soit à l'Armée, soit dans les Compagnies civiles. Ce calibre est un non sens. On ne peut appliquer des fers uniformes à tous les pieds. Vouloir mettre des fers de mêmes dimensions et de même poids à tous les chevaux d'un régiment ou d'une écurie, alors que chaque bête a sa démarche particulière et sa façon spéciale d'user, c'est compromettre de parti pris la régularité des aplombs et l'intégrité des tendons.

---

(1) cf. Cadiot. — Cours de maréchalerie lithographié, 1891-92 p. 74-75 ; Pader. — Précis théorique et pratique de maréchalerie, 1892, p. 166-172 ; Peuch et Lesbre. — Précis du pied du cheval et de sa ferrure, 1896, p. 286-92 ; Thary. — Maréchalerie, 1896, p. 167-170 ; Manuel de maréchalerie à l'usage des maréchaux-ferrants de l'armée, 1898, p. 134 ; Jacoulet et Chomel. — Traité d'Hippologie, Tome II, p. 300-301. Aucun de ces auteurs n'a eu l'idée d'indiquer, ainsi que je l'ai ait en 1901 (Recueil de médecine vétérinaire, p. 95), que le fer à éponges minces, comme tout autre fer, doit être adapté à la conformation du pied et proportionné à la taille et au service de l'animal, soit comme couverture, soit comme épaisseur, soit comme ajusture. L'acceptation pure et simple de ces dimensions n'a pu que nuire, dans la pratique courante, au succès du fer Poret. Certes il faut continuer à les reproduire si l'on veut décrire ce fer avec exactitude et le distinguer des fers similaires, (cf. ci-dessus, p. 25 : Thary. — Ferrure du cheval. Une bonne méthode, 1902, p. 3-5 ; Coquot. — Recueil de méd. vét., 15 juin 1905, p. 347). Mais il semble qu'il y ait maintenant tendance à sacrifier la description littérale au désir d'indiquer des données meilleures. M. Thary, dans son récent Manuel de Maréchalerie, 1909, p. 321, se contente de dimensions approximatives ; le Manuel de l'Armée de 1905, p. 101, n'en donne aucune et déclare ouvertement que « les dimensions du fer dépendent des proportions du pied auquel on l'applique ». Le moyen de concilier l'exactitude rigoureuse et le bon sens pratique serait peut-être d'avouer tout simplement les modifications qui ont transformé le fer des Omnibus.

Si on le compare au fer Poret, le fer que j'ai modifié (1) est plus couvert et moins épais en pince et en mamelles ; la couverture et l'épaisseur vont en diminuant progressivement jusqu'en éponges* : les étampures sont en nombre proportionné à la grandeur du fer : mais elles sont toujours au nombre de six dans le cas du fer Poret modèle 3, qui est le cas le plus fréquent, puisqu'il s'agit des pieds de grandeur moyenne. Ces étampures sont rapprochées de la pince, la dernière de chaque branche étant percée vers le milieu de celle-ci. La rive externe est plus épaisse que l'interne d'environ 1 millimètre en voûte et en branches, jusqu'aux deux dernières étampures : à partir de celles-ci, la rive interne des deux branches est, au contraire, un peu plus épaisse que la rive externe. La face inférieure du fer est entièrement plane de la pince aux éponges.

Ces éponges peuvent, selon le goût de chacun, se terminer carrément ou être arrondies et bisautées. Dans ce dernier cas le travail est un peu plus minutieux, mais on comprend qu'on n'hésite pas à le faire pour les chevaux de luxe. Quant aux gros chevaux de trait, qui ne travaillent qu'au pas, c'est un raffinement plutôt nuisible qu'utile, puisqu'il risque de diminuer la surface d'appui. Mais il reste bien entendu que pour tout cheval qui se croise, les éponges doivent être arrondies et biseautées de dessous en dessus (2).

Voici le mode d'emploi de ce fer. On pare le pied parallèlement à la surface d'appui, de façon à conserver l'aplomb normal, s'il existe, ou à le rectifier, s'il est défectueux, en respectant les barres et la sole. La fourchette est laissée intacte : il est indispensable qu'elle dépasse le niveau du fer si on veut qu'elle contribue à l'élargissement du pied. Le fer présenté à chaud, doit porter intimement par sa face supérieure sur la face plantaire du sabot, sauf en pince et en

---

(1) cf. Nomenclature des fers, fig. 1.
(2) cf. ci-dessous p. 63 fig. 13.

mamelles, où, en raison de l'ajusture, le bord supérieur de la rive interne est séparé de la sole d'environ 1 millimètre.

On voit que, comme Lafosse et MM. Lavalard et Poret, je suis convaincu que la seule ferrure rationnelle est celle qui procure l'appui de la fourchette et qui, pour ne pas alourdir inutilement la marche du cheval, donne aux diverses parties du sabot une protection inégale variant avec leur inégale sensibilité à l'usure.

Comme MM. Lavalard et Poret, je donne à mon fer sur tout son pourtour une inégale couverture. Mais j'augmente sensiblement cette couverture. On évite ainsi l'étroitesse exagérée du fer Poret en éponges ; et l'on obtient une durée plus longue, puisque l'on oppose à l'usure une surface plus grande. Contrairement à la pratique des Omnibus, l'épaisseur de ce fer diminue progressivement de la pince aux éponges, car l'expérience prouve que l'usure du pied diminue elle aussi progressivement de la pince aux talons. Le plan incliné commençant en pince, toute la face plantaire porte sur le sol. Et l'on évite la dissymétrie que MM. Lavalard et Poret exigent entre la face supérieure et la face inférieure de leur fer. C'est une complication qui me semble absolument injustifiée.

Mais surtout mon fer est moins épais. Il obtient ainsi, outre une légèreté plus grande, l'avantage de ne pas relever la pince outre mesure et de ne pas fatiguer les tendons.

Et cette supériorité à la fois hygiénique et thérapeutique est encore renforcée, d'abord par l'ajusture inverse (1) : les branches du fer étant légèrement inclinées au dehors à partir des dernières étampures, favorisent l'expansion des talons ; ensuite par ce fait que les étampures sont rapprochées de la pince. Ce rapprochement favorise l'élasticité du pied qui glisse librement sur les branches du fer. Si au contraire des clous viennent le retenir en quartiers, le fonctionnement normal du sabot est gêné.

---

(1) cf. Préface, p. 7.

Une longue pratique m'a fourni la preuve incontestable de ces avantages. J'ai traité par cette ferrure de nombreux cas d'encastelure, de bleimes, de seimes-quartes, de formes cartilagineuses. J'en ai toujours obtenu les meilleurs résultats. J'ai suivi, des années durant, de nombreux chevaux qu'elle avait remis droits et qui n'ont pas cessé de faire leur service. D'autres, sur lesquels j'avais également appliqué cette ferrure et dont la claudication avait disparu, ont été ramenés à l'École, boitant de nouveau et les pieds garnis de fers à éponges minces, mais mal confectionnés, mal appliqués, et ne répondant en rien aux conditions qu'il importe de réaliser. Ferrés d'après la méthode que j'indique, ils ont vite repris leur service, comme la première fois. Sur tous les sujets que j'ai ferrés régulièrement, j'ai constaté d'une ferrure à l'autre, c'est-à-dire dans l'espace de 30 à 40 jours une dilatation variant de 2 à 10 millimètres (1).

Les vieux fers sont, en général, régulièrement usés sur toute leur face plantaire. J'ai été frappé de ce fait que tous acquièrent une ajusture contraire sur la totalité de leur circonférence : ils offrent sur leur face supérieure la disposition du fer à pantoufle de Mayer.

M. Thary objecte que ce fer présente « *des difficultés d'exécution incontestables* ». Si nous l'en croyons « *bien peu d'ouvriers pourraient tenir irrégulière l'épaisseur des rives du fer et donner à la fois l'ajusture à l'anglaise et l'ajusture en pantoufle* » (2). Toute autre est l'opinion de M. le professeur Coquot qui écrivait dans le *Recueil de Médecine Vétérinaire* du 15 juin 1905 : « Cette ferrure est facile à confectionner. Il n'est pas plus difficile de frapper sur la rive externe du fer dans la partie postérieure des branches, pour donner l'ajusture inverse, que de faire porter le mar-

---

(1) Maille. — Recueil de Médecine vétérinaire, 15 février 1901, p. 93 et suivantes.

(2) Thary. — Ferrure du cheval. Une bonne méthode, 1902, p. 14.

teau sur la rive interne. N'est pas un maréchal l'ouvrier qui, après avoir examiné le fer Poret-Maille, est incapable de le bien confectionner (1) ». Je reprends à mon compte cette affirmation catégorique et je prie de remarquer que nous autres, maréchaux, ce n'est pas dans les livres ou dans une salle de conférences que nous avons appris notre métier, mais à l'atelier, devant l'enclume, le marteau et les tenailles en main. Qu'y a-t-il donc d'étonnant à ce que la description purement théorique d'un fer commence par nous déconcerter ? Le grand nombre de mots qu'il faut pour décrire la chose la plus simple est déjà une cause indéniable de complication et d'obscurité. Si un vétérinaire pouvait, au lieu de lire à ses maréchaux la description de mon fer, leur en placer un modèle sous les yeux, je suis sûr que sa leçon serait comprise aussitôt. J'en ai fait cent fois l'expérience. Depuis 1894 les régiments d'artillerie de Vincennes me fournissent un aide qui change tous les mois. Il suffit à chacun de ces jeunes maréchaux d'une ou deux démonstrations pratiques pour confectionner le fer à éponges minces avec toute l'exactitude désirable. Donc, en réalité, ce fer est simple ; et j'ajoute que sa préparation ne demande pas plus de temps que celle du fer ordinaire. Or comme ce fer dure davantage, étant plus couvert : qu'il exige moins de matière première, puisqu'il est moins épais et qu'il veut moins de clous, on voit qu'il réalise au point de vue économique un progrès aussi appréciable que celui que je signalais précédemment au point de vue hygiénique et thérapeutique.

Les modifications que j'ai apportées au fer à éponges minces semblent avoir été acceptées en dehors de l'École Vétérinaire. La Compagnie Générale des Voitures emploie des fers à la mécanique divisés en fers droits et gauches, antérieurs et postérieurs, qui représentent toutes les indications que j'ai données. La Compagnie des Omnibus elle-

(1) Coquot. — Recueil de médecine vétérinaire, 15 juin 1905, p. 351.

même a fait subir à son fer une certaine transformation qui le rapproche du fer que j'ai décrit en 1901 dans le Recueil de Médecine Vétérinaire (1). Voici en effet ce que M. le professeur Coquot constatait :

« Les modifications apportées par M. Maille au fer Lavalard-Poret semblent avoir été appréciées et acceptées par la Compagnie des Omnibus de Paris : un modèle du fer actuel de cette Compagnie montre en effet l'augmentation de la couverture et les différences d'épaisseur des deux rives (1/2 milimètre en faveur de l'externe en pince, 1/2 millimètre en plus pour l'interne en éponge) donnant dans cette dernière région une légère ajusture contraire (2) ».

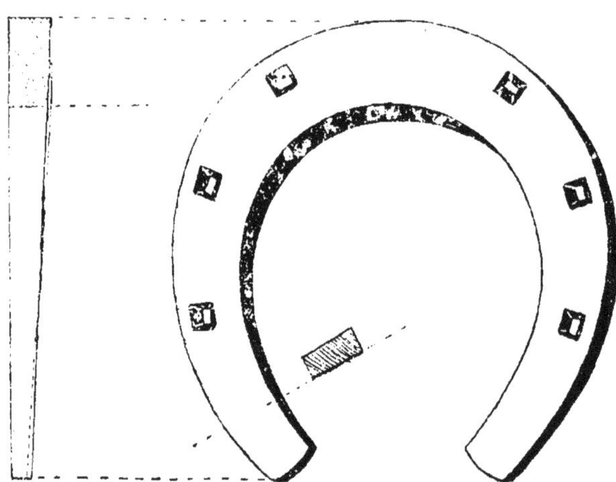

Fer Lavalard-Poret. — 1901

En somme la Compagnie n'a conservé de l'ancien fer que la disposition des étampures et la neutralité : deux matrices lui suffisent ainsi au lieu de quatre. La qualité de la ferrure reste donc sacrifiée au souci de réaliser des économies.

---

(1) Maille. — Recueil de médecine vétérinaire, 15 février 1901, p. 93-96.

(2) Coquot. — Recueil de médecine vétérinaire, 15 juin 1905, p. 351.

CHAPITRE IV

ADAPTATION DU FER A ÉPONGES MINCES A TOUS LES SERVICES

Le fer à éponges minces, tel que je l'ai modifié, est applicable à tous les sujets, quel que soit le travail qu'ils aient à fournir. Il suffit de l'approprier au genre particulier de service que le cheval doit rendre. Un égoutier chausse des bottes et un danseur des escarpins. De même un cheval de selle n'aura que des fers légers et dégagés, tandis qu'on donnera au gros cheval de trait des semelles métalliques moins fines mais plus résistantes. Le tout est de savoir donner, selon les besoins du moment, une substance suffisante à l'usure et à la protection des pieds. Cependant les Manuels continuent à limiter aux chevaux de trait les ferrures inspirées de Lafosse, et conseillent pour les autres chevaux autant de variétés de fers qu'il y a de sortes de services. C'est ainsi qu'on recommande le fer anglais pour les chevaux de course que l'on entraîne ; le fer anglais ou le fer Charlier pour les chevaux d'attelage, le fer Charlier pour les chevaux de selle. Le premier de ces fers est à éponges épaisses, et, ceux qui l'emploient, s'appliquent à parer le pied en ne respectant ni la sole, ni les barres, ni la fourchette. Cette seule constatation le condamne sans réplique. Les inconvénients du fer Charlier sont incontestés, même par ceux qui, comme MM. Peuch (1) et Thary (2), continuent à le recommander. Pourquoi donc cette obstination ? C'est, dit-on. qu'il est léger et qu'il assure l'appui de la fourchette. Mais le fer à éponges minces que j'emploie peut être d'une légèreté sans rivale ; il assure mieux encore l'appui de la fourchette et il garde l'avantage infiniment supérieur d'être de confection simple et facile, de durer longtemps, de coûter moins cher, enfin et surtout de n'exposer le pied à aucune blessure soit au moment du parer soit en cas de déferrure. Il s'impose donc pour tous les chevaux de luxe. Et je le prouve chaque jour à l'École Vétérinaire.

Pour les chevaux de chasse, je recommande le fer avec ajusture à l'anglaise sur la face inférieure. Je fais subir à ce fer les modifications habituelles de mon fer à éponges minces, comme le montre la figure 10 du tableau (3). De la sorte, tout en prenant les précautions spéciales qu'exige le service du cheval, on réalise les avantages déjà énumérés de légèreté, de durée et d'économie, et l'on respecte le principe de l'appui de la fourchette.

Ce principe s'impose avec la même force à la ferrure des gros chevaux de trait. Et, en plus de cette considération essentielle que seul cet appui assure le fonctionnement normal du sabot, il convient d'insister ici sur ce fait qu'il prévient à coup sûr les glissades. « Plus le pavé sera sec et plombé, a écrit Lafosse, et plus la fourchette ou le talon posera à terre, plus aussi le cheval aura de fermeté ; il glissera beaucoup moins que s'il avait des crampons.... la fourchette fait le même effet que font sur la glace de vieux chapeaux que nous aurions sous nos souliers, qui serait

---

(1) Peuch et Lesbre. — Précis du pied du cheval et de sa ferrure, 1896, p. 278-279.

(2) Thary. — Maréchalerie, 1896, p. 164-165.

(3) p. 61 fig. 10.

de les retenir tout court sur le pavé sec (1)...» Quant à vouloir donner à ces chevaux des fers également et fortement épais, c'est s'obstiner, contre toute évidence, à croire que la durée ne dépend que de l'épaisseur du fer. Cette durée dépend surtout de la couverture. C'est pourquoi je donne, en ferrant ces gros chevaux de trait, une couverture sensiblement plus grande, mais je me garde d'épaissir les éponges que le cheval n'usera pas.

A lire les Manuels civils ou militaires, il semble que les chevaux de l'armée, n'entrant dans aucune des catégories précédentes, jouissent, au point de vue de la ferrure, de quelque privilège congénital. Du moment que, pour eux, le fer a les dimensions indiquées par le tableau réglementaire, et qu'il passe sans effort dans les entailles du calibre, on le considère à priori comme parfait. Il n'en reste pas moins vrai que ce fer viole les conditions essentielles d'une bonne ferrure physiologique, puisque, l'épaisseur (2) étant égale partout, la fourchette ne concourt pas à l'appui ou n'y concourt qu'avec trop de difficulté.

Certes le Manuel de Maréchalerie à l'usage des maréchaux-ferrants de l'armée n'ignore rien du fer Poret. Il en énumère les avantages, mais il recommande de n'en user qu'avec prudence à cause de ses inconvénients qui sont d'abord sa durée moindre, ce que je conteste absolument ; puis l'impossibilité d'y fixer des crampons, ce que j'ignore ;

(1) Lafosse. — Cours d'Hippiatrique, 1772, p. 402.

(2) Le fer de derrière a toujours été, au moins depuis 1870, un peu moins couvert en éponges qu'en pince. Je constate avec plaisir que, depuis 1902, on a donné à ce principe excellent une application plus large. La couverture va diminuant de la pince aux éponges de 3 à 5 millimètres environ, pour tous les fers. Et l'on commence même à admettre que l'épaisseur du fer ne doit pas être égale partout puisque, depuis la même année 1902, le fer postérieur est plus mince en éponges de 2 milimètres. Ces modifications, encore insuffisantes, nous permettent d'espérer mieux. cf. Thary. — Manuel de la ferrure du cheval. 1909. p. 100 et suivantes.

enfin la tendance à fatiguer les tendons et les boulets, ce que j'ai dit moi-même ci-dessus. Mais l'édition de 1905 de ce Manuel a su profiter des publications récentes pour faire disparaître comme irrationnelle l'indication numérique des dimensions du fer Poret, et pour ajouter la description du fer Thary d'épaisseur égale à éponges tronquées. Il ne devrait donc pas ignorer les modifications excellentes adoptées par la Compagnie des Omnibus et moins encore le fer qui en a donné l'idée et le modèle, c'est-à-dire celui que j'emploie à l'École Vétérinaire et dont les résultats sont si constamment heureux depuis tant d'années. Il est vrai qu'on maintient contre lui deux des accusations précédentes. A cause même de l'amincissement de ses éponges, ce fer serait impraticable l'hiver par temps de glace, et il aurait pour résultat inévitable l'inconvénient de fatiguer les fléchisseurs. C'est ce que nous allons examiner.

MM. les vétérinaires en 1er Joly et Tasset se sont livrés à l'expérience suivante : « Un pied antérieur étant levé, on élève la pince de l'autre à l'aide d'une planche résistante munie d'une poignée, ou bien, par le même procédé, on élève les talons ». Et voici les conclusions qu'ils furent amenés à formuler. « *a*) Les ferrures genre Lafosse qui, *au moins en fin de ferrure*, surélèvent la pince, doivent être proscrites chez les chevaux prédisposés par leur genre de travail aux efforts des fléchisseurs — *b*) Les ferrures à éponges nourries soulagent les fléchisseurs au détriment du suspenseur — *c*) La ferrure réglementaire de l'armée respectant l'aplomb naturel, autant que possible, laisse à chaque tendon ou ligament la part de travail qui lui est normalement dévolu (1). »

Je n'ai pas à m'occuper ici du fer à éponges nourries que j'ai d'ailleurs toujours proscrit. Mais la première affirmation de MM. Joly et Tasset me déconcerte. Jamais je

(1) Joly et Tasset. — Revue générale de médecine vétérinaire, 1907, Tome I. p. 253.

n'ai vu, en fin de ferrure, un fer surélever la pince. Si un fer a, par exmple, 8 millimètres d'épaisseur à l'état neuf, comment contribuera-t-il à surélever la pince au bout d'un mois, puisqu'il n'aura plus guère alors que 3 ou même 2 millimètres ? Tandis que le fer s'use à peu près dans ces proportions, l'ongle pousse, et, le pied devenant trop long, les fléchisseurs se fatigueront à coup sûr, si l'on ne taille la corne en temps voulu. Mais cette nécessité de rogner le pied est indépendante de tout système particulier de ferrure, et le fer à éponges minces n'est pas plus en cause ici que le fer règlementaire de l'armée. Reste à savoir si celui-ci possède vraiment le privilège de « laisser à chaque tendon ou ligament la part de travail qui lui est normalement dévolu » parce qu'il respecte « autant que possible » l'aplomb naturel du pied (1). « Si nous reprenons les expériences de MM. Joly et Tasset, écrit M. le professeur Coquot, il est facile de constater qu'en plaçant une planchette sous la pince on surcharge les tendons fléchisseurs des phalanges en relâchant le suspenseur du boulet. Si l'on élève les talons, les tendons fléchisseurs sont soulagés, le suspenseur se tend et les surfaces articulaires sont surchargées : c'est là un principe de physiologie du pied admis par tous.

Mais est-on en droit de conclure de ces expériences que la ferrure à éponges minces détermine ou favorise, sur des chevaux prédisposés, les efforts des fléchisseurs ?

Si, avant de placer une planchette en pince ou en talons, les expérimentateurs taillaient la corne de ces régions d'une épaisseur égale à celle de la planchette, le pied conserverait son aplomb normal et aucune distension ne se produirait ni dans un sens ni dans l'autre.

Or, que se passe-t-il dans la ferrure à éponges minces, comme d'ailleurs dans tout système rationnel de ferrure ?

On cherche à empêcher l'usure du sabot en le protégeant

(1) l. c.

par une semelle métallique et en *respectant l'aplomb du pied.*

Prenons deux pieds antérieurs de mêmes dimensions : l'un de ces pieds va être ferré à éponges minces, l'autre recevra une autre ferrure, la ferrure règlementaire de l'armée par exemple. Que fera le maréchal pour conserver l'aplomb dans les deux cas ?

Sur le premier, *respectant l'appui de la fourchette sur le sol*, il enlèvera plus de corne en pince qu'en talons, c'est-à-dire suivant l'épaisseur du fer.

Sur le deuxième, destiné à recevoir un fer d'égale épaisseur dans toutes ses parties, il enlèvera une égale quantité de corne sur toute l'étendue du pourtour plantaire : sur ces pieds ainsi parés, appliquons leurs fers respectifs, *tous deux sont d'aplomb.*

Ce qui manque en métal dans le fer à éponges minces existe en corne ménagée lors du parer ; ce qu'il y a en métal dans le fer ordinaire a été enlevé dans la corne lors de cette même opération ; dans les deux cas la hauteur totale des talons (corne + fer) est la même et l'on ne voit pas pourquoi, *l'aplomb du pied étant respecté*, la ferrure à éponges minces (quel que soit le genre de service du sujet) expose, même en fin de ferrure, aux efforts de tendons, plutôt que la ferrure règlementaire de l'armée (1). »

On a enfin reproché à la ferrure à éponges minces de ne pas se prêter à sa transformation en ferrure à glace. Cependant rien n'est plus facile si l'on emploie le clou Delpérier. C'est ce que je fais à l'École Vétérinaire pour les chevaux de service. On peut voir au tableau mon fer à éponges minces avec ces étampures d'attente (2). La Compagnie Générale des Omnibus m'avait d'ailleurs donné l'exemple. « Le

(1) Coquot. — Bulletin de la Société Centrale de médecine vétérinaire, 1908, p. 53.

(2) Nomenclature des fers, p. 67, fig. 19.

plus grand éloge, dit M. Lavalard, que nous puissions faire de ce cloutage à glace, c'est de dire que nous le faisons appliquer depuis quinze ans sur tous les chevaux de la Compagnie des Omnibus, en pratiquant, dès le mois d'octobre, les étampures supplémentaires, et qu'il nous a donné les meilleurs résultats (1) ».

Malgré des faits aussi probants et l'autorité incontestée de M. Lavalard, MM. les Vétérinaires militaires continuent à préférer les crampons à vis. C'est plus coûteux, plus lourd, plus compliqué, peu importe, le Manuel exige les crampons. Or M. le Vétérinaire-Major Brisavoine croit que la ferrure à éponges minces s'y prête parfaitement. « On a paru craindre que la ferrure à éponges amincies ne se prêtât pas pour l'hiver aux conditions exigées de la ferrure à glace. Mais en réalité, les chevaux n'usent que très rarement les fers en éponge, et c'est seulement lorsqu'ils sont fatigués que cette usure commence à se produire ; aussi pensons-nous que des éponges diminuées du tiers et même de la moitié de leur épaisseur actuelle offriraient encore, aux mortaises d'attente de la ferrure d'hiver, un taraudage suffisant pour assurer la solidité et la fixité des crampons, d'autant plus qu'on pourrait raccourcir la tige filetée des vis tronconiques. Cette modification présenterait d'ailleurs l'avantage d'alléger d'une façon notable le poids de la ferrure (2) ».

Il parait que M. le Vétérinaire en 2e Lagneau (3) du 23e régiment de Dragons à Vincennes s'est convaincu de la possibilité d'adapter les crampons aux ferrures à éponges minces. Moi-même j'ai voulu m'en rendre compte. Ayant choisi, parmi les chevaux de service de l'École, celui qui présentait les conditions les plus défavorables à l'épreuve,

---

(1) Lavalard. — Le Cheval, 1888, Tome I, p. 481.
(2) Brisavoine. — Recueil de médecine vétérinaire, 1905, p. 566.
(3) Coquot. — Recueil de médecine vétérinaire, 1905, p. 356.

c'est-à-dire un cheval de cavalerie légère de la taille la plus petite, je fis emporter à Vincennes par un de mes aides-soldats les fers que j'avais préparés. A l'École, l'outillage me manquait pour les percer et les tarauder ; mais surtout je désirais avoir un taraudage absolument réglementaire. La tentative réussit à merveille et je regarde l'expérience comme absolument concluante (1).

Nous sommes donc autorisés à conclure que la ferrure à éponges minces convient pour tout service puisque, échappant à toute accusation de fatiguer les fléchisseurs ou d'être inutilisable l'hiver, elle a sur les ferrures ordinaires l'avantage de peser moins, de durer plus longtemps, de diminuer les chances de glissade et d'assurer à coup sûr le fonctionnement normal du sabot.

---

(1) Nomenclature des fers, p. 67 fig. 20.

CHAPITRE V

Application du principe des fers à éponges minces aux ferrures thérapeutiques. — Ferrures Maille (1).

Nous venons de voir que la ferrure à éponges minces convient à tous les services. La variété des cas pathologiques qui se présentent à l'École d'Alfort me permet de prouver chaque jour que la ferrure à éponges minces convient à tous les pieds même les plus défectueux. Il suffit de l'approprier aux déformations auxquelles elle doit parer.

Fer plus couvert et à ajusture anglaise pour les pieds plats, combles ou fourbus (2). (fig. 4 de la nomenclature).

Pour les pieds plats, combles ou fourbus on augmente la couverture et l'on donne, en pince, en mamelles et sur la partie antérieure des branches, l'ajusture anglaise, mais

(1) Cette dénomination est empruntée à M. le professeur Coquot. — Recueil de médecine vétérinaire, 15 juin 1905, p. 349 et suivantes.

(2) Maille. — Recueil de médecine vétérinaire, 15 février 1901, p. 95 ; Coquot. — id. — 15 juin 1905, p. 351.

toujours l'ajusture inverse à partir de la dernière étampure jusqu'en éponge, en ayant bien soin d'assurer l'appui de la fourchette. Il y a tout avantage à voir celle-ci dépasser le fer.

L'ajusture anglaise est absolument indispensable dans le cas présent et, en général, toutes les fois que la sole est amincie, faible, déformée, sensible (1). Mais pour les pieds normaux, elle devient inutile et regrettable ; inutile, car, quoiqu'on en dise (2), elle est « plus difficile, plus méticuleuse, plus longue à pratiquer que l'ajusture française, elle demande plus de soins (3) » et, par conséquent, elle complique le travail ; regrettable, puisqu'en éloignant le fer de la sole, alors qu'il n'y a pas danger de compression, on diminue le contact. Plus on offre de points d'appui à la paroi et à la périphérie de la sole, mieux le cheval se trouve à l'aise. « Le fer qui prend le contact régulier de la sole offre à celle-ci un appui ferme et physiologique en soutenant le lien qui l'unit à la paroi (4) ». Certes, en réclamant l'ajusture française, je ne veux pas parler de cette ajusture exagérée que l'on donne trop souvent. Je m'en tiens à celle que j'ai décrite ci-dessus (p. 24 et 25) et l'expérience m'a prouvé qu'elle était préférable pour tous les fers destinés à des pieds dont la sole est en bon état.

---

(1) Thary. — Ferrure du cheval. Une bonne méthode, 1902, p. 13.

(2) Jacoulet et Chomel. — Traité d'Hippologie, 1900, t. II. p. 252 et 294 : Manuel de l'Armée, 1905, p. 75.

(3) Thary. — Manuel de la ferrure du cheval, 1909, p. 237.

(4) Thary. — Ferrure du cheval. Une bonne méthode, 1902, p. 13.

Fer tronqué pour les pieds dont la fourchette est atrophiée (1) *fig*. 3 de la nomenclature p. 57).

Si la fourchette est atrophiée, je tronque les branches du fer, non en les coupant au milieu ainsi qu'on l'indiquait partout, car alors une partie de la sole porte à terre, et les quartiers s'effritent, mais en les raccourcissant de 15 millimètres environ, de façon que la paroi seule porte sur le sol. J'incruste les branches dans l'épaisseur de la paroi, de manière que les extrémités du fer soient absolument au même niveau que la face inférieure de la corne des talons.

L'ancien fer tronqué en éponges, ou fer à lunette, est biseauté de dessous en dessus à ses extrémités ; en d'autres termes, la face supérieure du fer est un peu plus longue que la face inférieure. Pour en incruster les extrémités, il faut pratiquer une entaille en queue d'aronde sur la face plantaire. Or, après avoir fait porter le fer, lorsque le pied de l'animal revient à terre, la moindre pression exercée sur la queue d'aronde écrase celle-ci, et, quand on veut ensuite appliquer le fer, il ne s'adapte plus comme il faut. Au contraire, si, comme je le recommande, on tronque le fer de manière que la face supérieure soit un peu moins longue que la face inférieure, l'entaille se fait en sens inverse, formant un talus qui résiste à toutes les pressions, et où vient s'adapter d'une façon parfaite l'extrémité du fer. Dans le premier cas, si on veut éviter la détérioration signalée, on est obligé de ne déferrer les pieds que successivement ; tandis que, dans l'autre, cet accident n'est pas à craindre.

Au sujet de ce fer tronqué, M. Thary a écrit ce qui suit : « En tronquant le fer de 0,015 en talons, dans le cas où la fourchette est atrophiée, M. Maille rentre dans la ferrure de Lafosse. Il recommande alors d'incruster le fer ; mais,

(1) Maille. — Recueil de médecine vétérinaire, 1901 p. 95. Coquot, (id. 1905) p. 352-354.

pour bon nombre de pieds, on ne peut y arriver d'emblée, sans nuire à l'épaisseur normale qu'on doit nécessairement laisser aux régions en contact avec le fer. Évidemment c'est toujours le pied à talons hauts que l'on envisage. Nous nous demandons pourquoi on oublie volontiers les autres dont la fourchette n'est souvent pas meilleure, et pourquoi on cherche d'emblée l'incrustation du fer, quand il est si simple de le juxtaposer et de laisser les talons venir d'eux-mêmes se mettre au niveau de sa face inférieure, c'est-à-dire à l'appui. Quant au biseautage des éponges conseillé par M. Maille pour éviter l'écrasement du bord du talon pendant l'opération de la ferrure, quand le pied préparé pose à terre alors qu'il est encore privé de fer, il ne permet pas aux tubes cornés du talon de suivre leur direction dans leur croissance : ces tubes viennent buter contre le biseau. Nous préférons qu'ils lui soient tangents et il nous arrive même d'amorcer leur avalure suivant la tangente qu'ils doivent prendre sur le biseau de l'éponge, par une légère entaille au rogne-pied du bord plantaire du talon. C'est évidemment un détail, mais qui n'a pas lieu d'être négligé. Le biseautage des éponges d'arrière en avant et de haut en bas nous paraît donc préférable au biseautage d'avant en arrière (1)». Et M. Thary propose, au lieu du fer que j'emploie, un fer d'égale épaisseur à éponges tronquées conservant « le biseautage usuel conforme à l'esthétique de la ferrure ». (2)

Les inconvénients du fer Thary ont été exposés et discutés à la Société Centrale de Médecine Vétérinaire (3). Je ne reprendrai pas ici la critique qu'en a faite un de ses collègues M. Larieux, vétérinaire en 2e au 13e Régiment d'Artillerie. Je retiens seulement ce fait, que M. Thary avoue lui-même : avec ce fer, ce n'est qu'au bout de la 3e ferrure

---

(1) Thary. — Ferrure du cheval. Une bonne méthode, 1902, p. 14.

(2) l. c.

(3) Larieux. — Bulletin de la Société Centrale de médecine vétérinaire, 1908, p. 50.

que l'on verra les talons venir d'eux-mêmes se mettre au niveau de la face inférieure du fer (1). Pendant ce temps, le cheval ne sera pas dans son aplomb. Un pareil résultat classe définitivement le fer Thary dans la collection déjà si riche des fers théoriques. Au contraire le fer que je conseille a toujours une immédiate valeur pratique, car le cheval conserve son aplomb.

Mon honorable contradicteur me reproche de n'envisager, comme on le fait d'habitude, que les pieds à talons hauts. C'est que l'expérience enseigne que, d'une façon constante, les talons et la fourchette ne manquent pas en même temps. Quand les talons sont bas, la fourchette existe, le fer à lunette n'est plus nécessaire, je me sers donc du fer à éponges minces ordinaire, ou du fer à planche. Ce sont encore des considérations purement théoriques qui ont inspiré à M. Thary les critiques qu'il adresse à ma manière de biseauter le fer. Le biseautage usuel est « conforme à l'esthétique de la ferrure ». Donc le mien choque le bon goût. Mais comment M. Thary s'y prend-il pour comparer les deux manières ? S'agit-il de dessiner les deux biseaux sur le papier et de choisir entre leurs représentations linéaires ? Dans ce cas, j'admets que l'on préfère le premier au second, puisque chacun choisit comme il lui plaît entre le jeu des lignes et des couleurs. Mais si on ferre un cheval en biseautant le fer de la manière habituelle, on n'évite jamais, à moins de précautions toutes particulières, l'écrasement de la queue d'aronde ni par conséquent la lacune qui en résulte entre le bout de l'éponge et la corne. Et c'est là un résultat pratique incontestablement mauvais que n'hésiteront pas à condamner ceux qui aiment le travail soigné jusque dans les moindres détails. Reste à savoir si cet avantage d'une ferrure propre et nette doit être sacrifié à la peur de voir les tubes cornés du talon buter contre le

(1) Thary. — Ferrure du cheval. Une bonne méthode, p. 46.

biseau, et ne plus suivre leur direction normale dans leur croissance. Admettons d'abord que cette action de buter soit réelle : les talons ne risqueront plus de fuir en avant, et c'est un résultat plus souhaitable que regrettable. Mais en fait les tubes cornés ne buttent pas et la raison en est bien simple : le fer se rétracte toujours quand on l'a refroidi dans l'eau. Enfin le fer n'empêche en rien la pousse de la corne ; il suit la progression de l'ongle. Tous les fers que j'emploie portent intimement sur la face plantaire : ont-ils jamais empêché les tubes cornés de descendre ? Il faudrait, pour que mon biseautage devînt mauvais physiologiquement, que les tubes cornés du talon crussent plus vite que ceux des quartiers. Mais jamais rien de semblable n'a été démontré, et tant que l'avalure se fera aussi bien en quartiers qu'en talons, les tubes cornés du talon suivront leur direction habituelle dans leur croissance, quel que soit le biseautage que l'on adopte. Donc les craintes de M. Thary me semblent purement imaginaires.

Fer à planche pour les talons sensibles ou malades (1).
(fig. 7 de la nomenclature p. 59).

Le fer à planche usité actuellement, même lorsqu'il est fabriqué par un très bon ouvrier, est toujours trop lourd, sans offrir plus de résistance à l'usure que le fer ordinaire. On le fait aussi généralement trop long ; la traverse ou planche, trop épaisse et trop étroite, s'incruste alors sur les extrémités renflées des branches de la fourchette.

(1) Almy. — Présentation d'un fer à planche. Bulletin de la Société Centrale de médecine vétérinaire, 1901, p. 309 ; Coquot. — Recueil de médecine vétérinaire, 1905, p. 354-355.

Je forge le fer à planche comme le fer Lafosse modifié, c'est-à-dire plus couvert et moins épais en pince et en mamelles ; j'en diminue progressivement l'épaisseur et la couverture jusqu'en éponges. Celles-ci sont contournées et soudées pour former la planche ou la traverse, que j'amincis de son centre vers la rive externe, de manière à former un talus, un plan incliné à la face supérieure de la traverse, en même temps qu'une légère arête correspondant à la lacune médiane de la fourchette. Les branches de cette dernière glissent sur le plan incliné qui, de chaque côté, se continue jusqu'aux extrémités.

L'expérience démontre que la traverse ne s'use pas ; on peut l'amincir, la réduire au tiers, au quart de l'épaisseur que l'on donne à la planche des fers usuels, elle résiste à toutes les pressions qui s'exercent sur ses faces. Il importe seulement qu'elle soit assez large pour couvrir les deux branches de la fourchette et s'y appliquer amplement, mais il faut éviter qu'elle ne porte sur l'extrémité de ces branches désignée sous le nom de glômes.

Ce fer doit être forgé plus court que le fer ordinaire, à moins de cas pathologiques exceptionnels ; les étampures, en nombre proportionné à la longueur des branches, doivent être rapprochées de la pince. On lui donne l'ajusture française ou l'ajusture anglaise, comme au fer Lafosse, selon la conformation du pied auquel on le destine.

Il doit porter intimement par sa face supérieure sur la face plantaire du sabot, en pince, en mamelles, jusqu'au tiers postérieur des quartiers et sur les deux branches de la fourchette.

En raison de son plan incliné, la planche favorise l'épanouissement de la fourchette, et soustrait à l'appui les talons sensibles ou malades, pour le soulagement desquels le fer à planche est spécialement employé.

Le fer à planche convient surtout pour les chevaux de trait, dont les pieds sont plats, les talons bas et la fourchette volumineuse et bien conservée. Il est également très utile toutes les fois qu'il s'agit de soulager des talons malades, endoloris, ou lorsqu'on a dû pratiquer une opération sur l'une de ces parties. Il les protège sans les comprimer, favorise le maintien, la solidité du pansement, et, dans nombre de cas, il permet l'utilisation presque immédiate du blessé.

Autres ferrures thérapeutiques

Les autres ferrures thérapeutiques auxquelles j'ai appliqué le principe des éponges minces et de l'ajusture inverse sont décrites sommairement avec figures à l'appui à la fin de ce travail.

CHAPITRE VI

CONCLUSION

L'évolution et l'avenir de la ferrure à éponges minces

Il semble que l'on soit désormais d'accord sur les faits suivants : 1° dans l'état de nature, l'appui plantaire se fait sur la muraille, les talons, la fourchette et une partie de la sole ; 2° l'usure plantaire s'effectue exclusivement sur la muraille et sur le pourtour antérieur de la sole, et plus fortement en pince et en mamelle externe ; 3° l'appui de la fourchette est la condition indispensable de la production normale des mouvements d'élasticité du pied.

Alors la conclusion s'impose : pour être rationnelle une ferrure doit avant tout protéger le pied dans la partie sensible à l'usure sans surcharger l'animal d'une matière inutilisée, et en même temps assurer le fonctionnement normal du sabot, d'abord en respectant, dans le parer, la sole, les barres et la fourchette, puis en obtenant le libre jeu de celle-ci par sa participation constante à l'appui. Et j'ajoute, du consentement au moins de tous les maréchaux, que, pour être viable, une ferrure, même la plus rationnelle doit être simple et peu coûteuse, de facile et de rapide confection.

Or jusqu'ici je ne connais que les ferrures à éponges minces pour réaliser à la fois et au même degré cet ensemble de conditions.

C'est Lafosse père qui le premier en affirma les principes et en fournit le modèle. Mais cette ferrure n'est vraiment entrée dans la pratique que cent ans plus tard, lorsque la Compagnie des Omnibus l'eut adoptée pour tous ses chevaux, grâce à MM. Lavalard et Poret qui garderont à tout jamais le mérite de cette bienfaisante rénovation.

M. Poret apporta au fer Lafosse un certain nombre de modifications. Quelques unes restent regrettables ; la plupart étaient heureuses et constituaient un progrès sensible.

Mais l'auteur, par manque de pratique manuelle, n'avait pas remarqué certains inconvénients de son fer ; et renfermé par ses fonctions dans la préoccupation constante de bons chevaux employés toujours au même service, il n'avait ni à adapter son fer aux autres genres de travail, ni à le conformer à des cas plus spécialement pathologiques.

L'habitude de donner à chaque pied une ferrure en accord avec ses particularités m'imposa presque d'emblée les modifications qui parent aux dangers du fer Poret (épaisseur moindre en pince, élargissement de la couverture, diminution progressive de l'une et de l'autre, proscription de toutes dimensions fixes) ; et l'emploi quotidien des fers pathologiques me suggéra l'idée des autres modifications qui, comme l'ajusture inverse et la place des étampures, rendent le fer à éponges minces plus efficacement préventif et curatif. Et je crois que ce fer a, de ce fait, pris une physionomie nouvelle et acquis une valeur toute autre que le fer Poret.

Enhardi par le succès et favorisé par le milieu où je travaillais, j'ai rempli la double tâche qu'on ne pouvait songer à entreprendre aux Omnibus. J'ai étendu l'emploi de ce fer à tous les chevaux, en toute saison, quel que fût le genre de service ou la taille de l'animal. L'expérience a prouvé ce que le bon sens réclamait, à savoir que la ferrure rationnelle convient au petit poney corse ou landais, au pur sang, aussi bien qu'au gros flamand. Enfin j'ai appliqué le principe du fer Lafosse à tous les fers thérapeutiques. Mais en réalité la plupart de ceux-ci sont devenus inutiles. Ainsi que le prouve la statistique qui accompagne ce travail, le fer à éponges minces ordinaire, le fer à lunette, et le fer à planche, avec les modifications spéciales que je leur ai données, « ont banni de l'École d'Alfort toute la lyre des fers désencasteleurs » (1) et, d'une façon plus générale, des fers pathologiques.

Tout, en ce monde, est perfectible. Mes fers sont à la merci de qui voudra les améliorer. Mais en dépit de leur tare originelle, qui est d'être l'œuvre d'un maréchal, et quel que soit le nom que MM. les Vétérinaires se résolvent à leur donner, ils n'en constituent pas moins un progrès important dans l'évolution de la ferrure à éponges minces. On pourra escamoter mon nom. Mais les faits prouvent déjà qu'on sera obligé de profiter de mon travail.

Depuis 1901, MM. Coquot (2), Brisavoine (3), Mouilleron (4), Paul Mégnin (5) dans des articles importants publiés par la presse vétérinaire et même par la presse sportive, ont recommandé avec force et sans restriction l'adoption de la ferrure à éponges minces. Les faits appuyaient éloquemment leurs raisons, car rien ne prouve mieux le succès de cette ferrure que son emploi par la Compagnie des Omnibus depuis 1885 (avec le fer Poret qui reçut, après 1901, une transformation très sensible dans le sens de mes modifications) ; par l'École Vétérinaire d'Alfort depuis 1886-87 (avec les fers que j'ai modifiés) ; par la Compagnie Générale des Voi-

(1) Brisavoine. — Recueil de médecine vétérinaire, 1905, p. 566.
(2) Coquot. — Recueil de médecine vétérinaire, 1905, p. 345.
(3) Brisavoine. — Recueil de médecine vétérinaire, 1905, p. 564.
(4) Mouilleron. — Recueil de médecine vétérinaire, 1906, p. 824.
(5) Cité par Mouilleron, p. 828.

tures quelques années avant 1906 (avec le fer à éponges minces ordinaire présentant toutes les caractéristiques du mien) ; par l'écurie Edmond Blanc, depuis 1904 ; enfin par de nombreux propriétaires (1).

Néanmoins dans les maréchaleries civiles, dirigées par des vétérinaires ou des maréchaux, on continue à préférer le fer ordinaire rainé à l'anglaise ou étampé à la française, avec des patins pneumatiques pour prévenir les glissades. Si la fourchette portait sur le sol, le cheval ne glisserait pas, puisque, pour reprendre une fois de plus la comparaison pittoresque de Lafosse, « la fourchette fait le même effet que font sur la glace de vieux chapeaux que nous aurions sous nos souliers (2) ». Donc ces patins sont inutiles; et chose plus grave, les meilleurs ne valent rien, ils sont tous absolument nuisibles. Il n'y a qu'à voir, en effet, comment ils emprisonnent la fourchette, et celle-ci s'échauffe, s'atrophie, se pourrit. Quand on les enlève, ils dégagent une odeur infecte, et l'on constate sur la fourchette un suintement noirâtre et puant. A l'Ecole d'Alfort tout cheval qui arrive avec des pneumatiques en est immédiatement débarrassé.

Malgré les réclamations du dehors, MM. les Professeurs ont eu, avec raison, le courage de maintenir leur proscription. Mais pourquoi, dans les villes, l'emploi de ces patins est-il si vanté et si généralisé ? Il peut y en avoir plusieurs causes, mais je n'en connais qu'une vraiment explicative, c'est que la ferrure à éponges minces ne pourrait se payer raisonnablement que de 5 à 7 francs pour les quatre pieds, tandis que la ferrure avec pneumatiques vaut couramment 24, 26 et 28 francs. Ces derniers prix peuvent seuls satisfaire celui qui , ayant à entretenir un atelier bien monté, à payer des ouvriers, à réaliser de légitimes bénéfices, doit

---

(1) Mouilleron. — Recueil de médecine vétérinaire, 1906, p. 828.
(2) Lafosse. — Cours d'Hippiatrique, 1772, p. 402.

aussi contenter le cocher et le piqueur ; car le propriétaire connaît rarement son vétérinaire et son maréchal ; et ce sont les hommes d'écurie qui font et qui défont les réputations et les clientèles.

Tous les chevaux ferrés d'une façon irrationnelle, surtout s'ils sont munis de patins anti-hygiéniques, sont condamnés d'avance aux boiteries. C'est un sort auquel nul n'échappe. On recourt alors sans hésitation aux fers à éponges minces avec ajusture contraire, à lunette, ou à planche, qui répareront le mal causé par les autres ferrures. Mais une fois le pied remis en bon état, on revient vite à l'erreur ancienne, toujours si lucrative. Je crois que l'intérêt privé sera longtemps encore un obstacle insurmontable pour l'adoption du fer à éponges minces comme fer usuel dans les maréchaleries civiles.

A l'armée le fer réglementaire trouve encore quelques raisons de durée dans la routine des ouvriers qui ont de la peine à secouer de vieilles habitudes ; dans l'amour propre des vétérinaires qui se refusent à reconnaître une erreur de conduite aussi longue et hésitent à porter atteinte à la doctrine du Manuel ; enfin dans la toute puissance que la hiérarchie donne aux incompétences : que de jeunes sous-officiers au galon encore neuf croient en savoir plus long que le brigadier-maréchal rengagé et veulent leur imposer leur goût et leurs conseils ! Et je crois que, dans les Commissions, le Vétérinaire est souvent condamné, selon le mot de Chamfort, à se laisser enseigner beaucoup de choses qu'il sait par des gens qui les ignorent. Mais ce sont là des obstacles moins résistants que l'intérêt. Déjà plusieurs Vétérinaires militaires s'y sont hardiment attaqués. Ils auront peu à peu, pour les soutenir, l'appui de tous ceux qui auront voulu de bonne foi connaître les avantages de la ferrure à éponges minces.

Ces avantages sont immenses. En assurant au sabot la protection certaine de ses parties sensibles, mais aussi le libre jeu de ses organes, elle prévient ou elle guérit les affections qui ont pour origine la violation des lois physiologiques de la protection du pied. Elle assure donc la conservation du capital animal. « Seule, dit M. Brisavoine, elle est à même de conserver au pied la forme qu'il présente à l'arrivée des jeunes chevaux au corps, et, mieux que toute autre, elle est propre à retarder l'usure des chevaux en service comme à diminuer la fréquence des boiteries (1) ». Elle est donc toujours hygiénique, et elle peut être thérapeutique dans la plupart des « cas pathologiques extrêmement diversifiés que l'on rencontre sur le pied du cheval (2) . »

Elle est éminemment pratique. Le cheval n'est pas alourdi par une matière inutile puisqu'on ne protège les diverses parties du sabot que proportionnellement à leur manière différente d'user : il est moins exposé aux glissades, puisque la fourchette fait tampon sur le pavé ; « au surplus, le cheval, appuyant sur la fourchette, a conscience du trerrain qu'il foule, l'attaque avec plus de franchise et plus d'assurance, se montre enfin plus adroit et plus entreprenant que celui dont les sensations sont exclusivement transmises par une lame métallique (3) ». D'autre part, pour l'ouvrier, rien de plus simple, de plus facile, de plus rapide à confectionner. Deux chaudes suffisent comme pour le fer ordinaire ; l'ajusture inverse n'offre pas de difficultés ; et l'on a moins de peine, étant donné le même pied, à forger par exemple un fer de 500 grammes qu'un fer de 750 grammes. Et aucune méthode n'apprendra mieux la manière de conserver au sabot sa forme et ses fonctions normales car « l'application de cette ferrure visant avant tout la conservation de la fourchette, l'attention de l'ouvrier se trouve constamment tendue vers cet objectif, et

---

(1) Brisavoine. — Recueil de médecine vétérinaire, 1905, p. 566.
(2) Coquot. — Recueil de médecine vétérinaire, 1905, p. 355.
(3) Brisavoine. — Recueil de médecine vétérinaire, 1905, p. 565.

assure bientôt son éducation quant au parer rationnel du pied (1). »

Elle est enfin plus que toute autre économique, d'abord en exigeant moins de fer et très souvent moins de clous ; en durant davantage, à cause d'une répartition mieux entendue de la matière première ; en excluant tout accessoire coûteux ; mais surtout pour toutes les raisons précédentes qui démontrent que, mieux que toute autre, la ferrure à éponges minces conserve le pied du cheval en bon état.

Pour toutes ces raisons je crois, avec M. Brisavoine que l'on peut considérer cette ferrure à éponges minces comme étant « scientifiquement et pratiquement une ferrure d'avenir (2) » et c'est à tous ceux qui aiment le cheval ou en tirent profit à lutter avec constance contre les intérêts privés ou les habitudes routinières qui s'opposent à son succès.

---

(1) Brisavoine. — Recueil de médecine vétérinaire, 1905, p. 565.
(2) Brisavoine. — Recueil de médecine vétérinaire, 1905, p. 566.

APPENDICE I

Statistique des fers

employés à l'École Vétérinaire d'Alfort de 1904 à 1908.

Le travail de maréchalerie à l'École d'Alfort est assuré seulement par le Chef d'atelier des Forges et un aide militaire. Cette raison explique le nombre de fers ordinaires et des rassis indiqués ci- dessous. Les rassis ou relevés sont faits pour des animaux retenus aux Hôpitaux par des affections n'intéressant en rien le sabot. On déferre le pied quand il faut raccourcir la corne et l'on utilise de nouveau le fer que la bête apporte du dehors. Si un fer a été perdu, on le remplace par un fer semblable à celui que le cheval porte au pied correspondant. Mais tous ces fers, ordinaires ou rassis, ont reçu au moins l'ajusture inverse.

Les fers à javart, à bleime, à seime, à dessolure, à plaque, à bouleture et à béquille sont des fers chirurgicaux qui, à la suite d'une intervention chirurgicale, facilitent et maintiennent l'application des pansements sur le pied. Ils n'avaient donc pas à recevoir les modifications que je viens d'étudier.

Au contraire les fers à éponges minces, ordinaires, plus couverts, à éponges tronquées, les fers à planche, à caractère, à Kéraphyllocèle, à pansements à la gutta-percha, les fers pinçards, etc., reproduisent exactement les types étudiés dans cette brochure.

De tous les fers désencasteleurs, le fer Defays avait été longtemps préféré, à l'École d'Alfort, comme le plus pratique. On l'a peu à peu presque complètement remplacé, de 1887 à 1890 environ, par ma ferrure à éponges minces. En l'espace des cinq années dont je m'occupe ici, il n'a été prescrit qu'une seule fois, pour un cas d'encastelure avec boiterie très accusée. Mais je l'ai confectionné tel que la figure 17 du tableau le montre, avec la diminution progressive de l'épaisseur et l'ajusture inverse.

En 1907, après la suppression du manège, l'on vendit les dix-huit chevaux qui, depuis près de vingt ans, recevaient le fer que j'ai modifié. C'est ce qui explique la diminution du nombre des fers à éponges minces en 1908.

DÉSIGNATION DES FERS	Années 1904	1905	1906	1907	1908	TOTAUX DE LA PÉRIODE	
FERS CHIRURGICAUX :							
à javart	63	45	96	90	64	**358**	
à bleime	2	2	1	2	5	**12**	
à seime	16	15	11	12	8	**62**	
à dessolure	27	22	33	26	16	**124**	667
à plaque	12	7	13	20	25	**77**	
à bouleture	12	7	1	5	3	**28**	
à béquille	2	»	2	»	2	**6**	
Rassis avec ajusture inverse	136	167	179	180	138	**800**	1.019
Fers ordinaires avec ajusture inverse	42	62	28	60	27	**219**	
FERRURES MAILLE :							
Fers à éponges minces ordinaires	400	312	402	394	105	**1613**	
Fers à éponges minces thérapeutiques (ordinaires, plus couverts, à lunette)	224	229	182	137	152	**924**	
Fers à planche	10	12	4	3	4	**33**	
Fers à pansements à la gutta-percha	1	5	4	1	1	**12**	2.588
Fers à caractère	1	1	»	1	»	**3**	
Fers à Kéraphyllocèle	»	»	»	»	1	**1**	
Fers pinçards	1	»	»	»	»	**1**	
Fers Defays	»	»	»	1	»	**1**	

APPENDICE II

Nomenclature des fers rationnels

à éponges minces et à ajusture inverse
(Ferrures Maille)

Pour justifier l'application générale des ferrures à éponges minces, j'ai confectionné vingt-deux modèles de fers. Ils sont conservés au Laboratoire de Pathologie Chirurgicale et servent aux démonstrations du Cours de Maréchalerie.

L'expérience me permet d'affirmer que ces fers suffisent amplement à remédier à tous les vices de conformation du sabot et des membres (aplombs défectueux) et à corriger toutes les défectuosités d'allures.

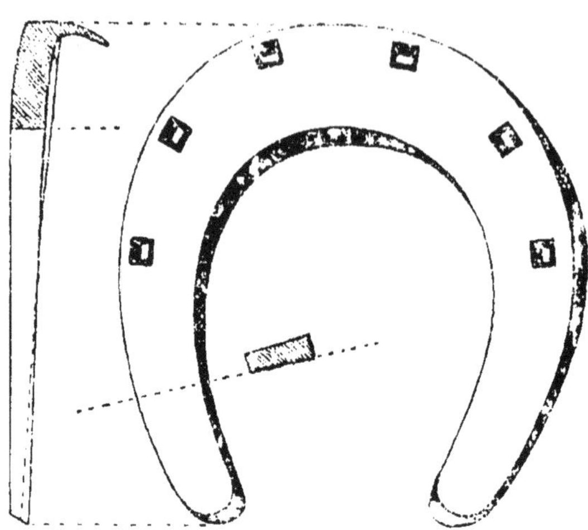

1. — *Fer antérieur gauche, préventif et curatif des talons serrés, de l'encastelure, des bleimes, des seimes-quartes.*

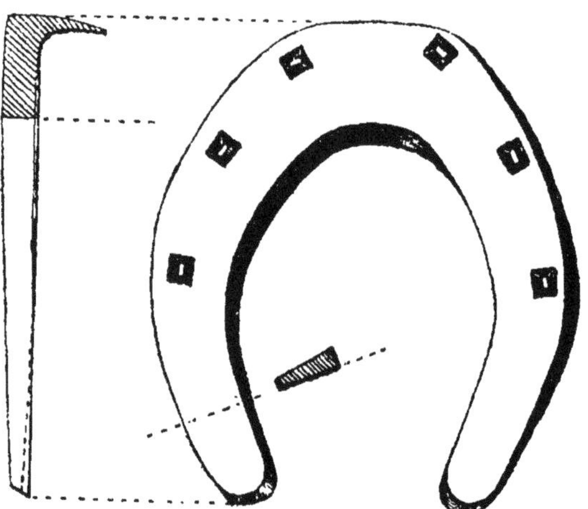

2. — *Fer postérieur droit : seimes, talons serrés, fourchette échauffée.*

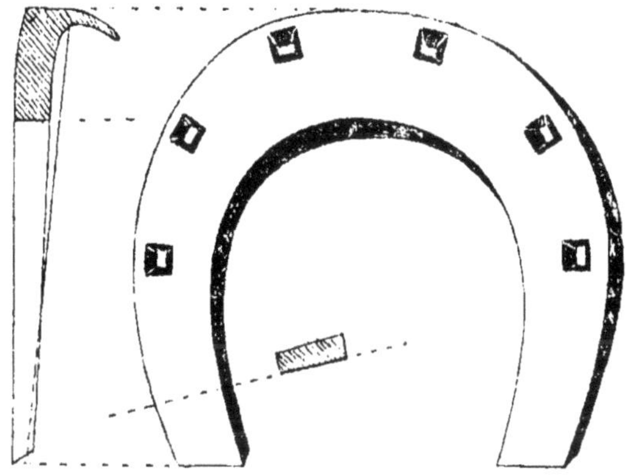

3. — *Fer antérieur droit à éponges tronquées ou à lunette, celles-ci biseautées de dessus en dessous : talons hauts et serrés, fourchette atrophiée, encastelure, seimes-quartes, bleimes ; cheval qui forge en éponges, se couche en vache, se croise.*

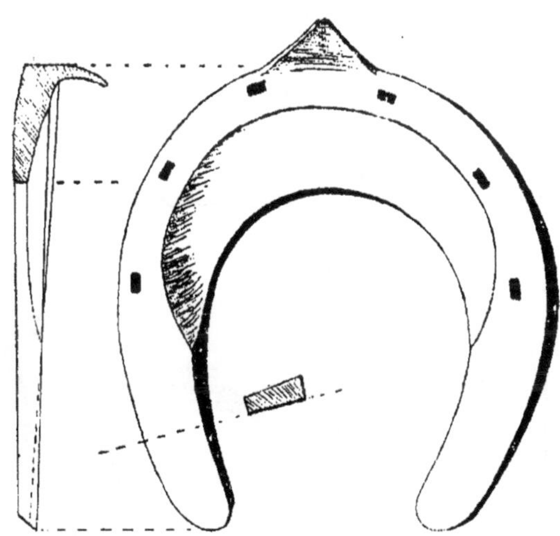

4. — *Fer antérieur droit, couvert, à ajusture anglaise :*

pieds plats, combles, fourbus, à ognons, à fourmilière ; pansements à la gutta-percha.

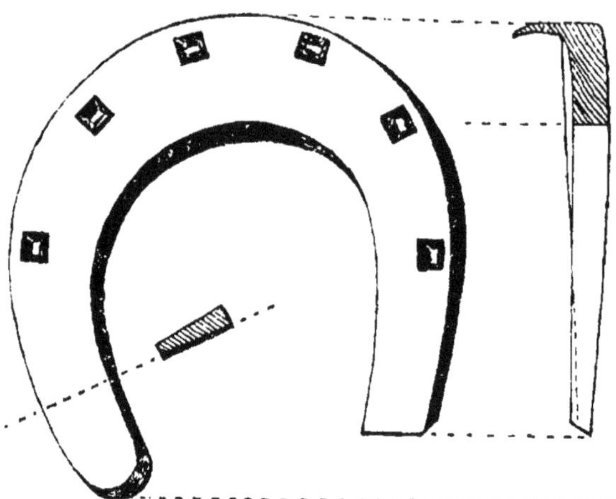

5. — *Fer antérieur droit, à éponge interne tronquée et biseautée de dessus en dessous : cheval qui se couche en vache, se croise, se blesse au coude, bleimes seimes-quartes et en barres.*

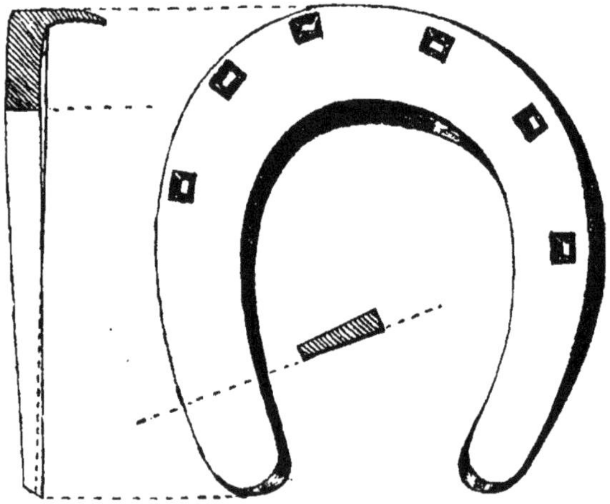

6. — *Fer antérieur gauche, à éponge interne couverte :*

quartier interne faible, resserré, chevauché ; bleimes, seimes-quartes et en barres, faux quartier.

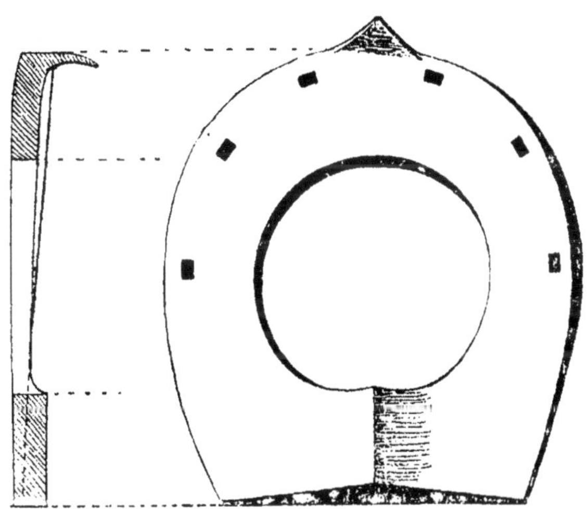

7. — *Fer antérieur gauche, à planche, celle-ci est amincie de son centre vers les extrémités et forme, à sa face supérieure, un talus, un plan incliné qui facilite le glissement des branches de la fourchette. Elle doit être assez large pour couvrir les deux branches de la fourchette et s'y appliquer : pieds plats à talons bas et sensibles ; formes, bleimes, encastelure, seimes ; pansements à la gutta-percha.*

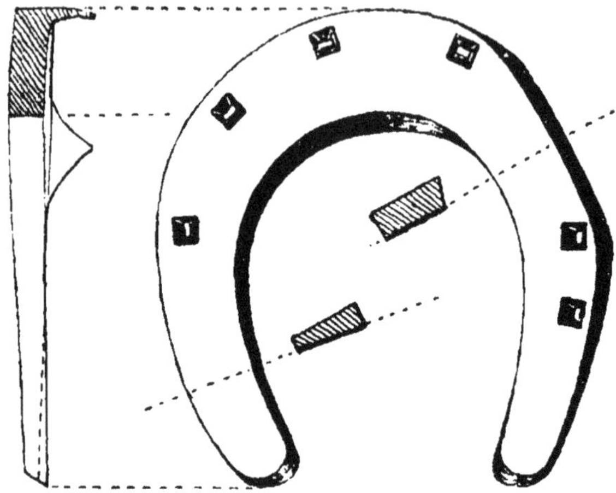

8. — *Fer antérieur droit, à mamelle interne tronquée et biseautée de haut en bas et de dehors en dedans ; l'étampure de mamelle est reportée en branche interne vers l'éponge ; deux pinçons, dont un en branche externe pour empêcher le fer de se porter en dedans : cheval qui se coupe avec la mamelle interne ; panardise.*

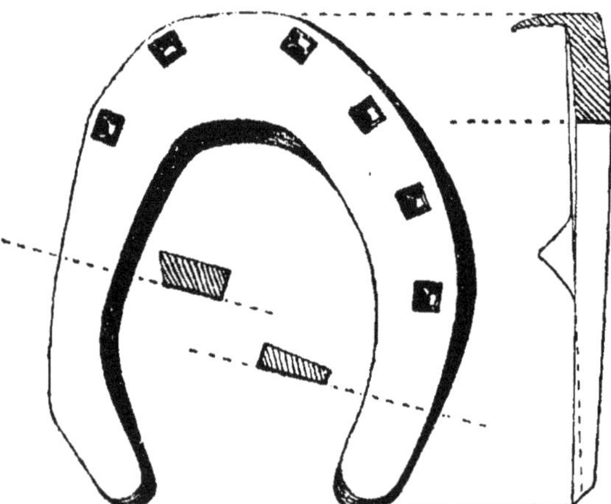

9. — *Fer postérieur gauche, à branche interne droite, tron-*

quée et biseautée au centre du quartier, de haut en bas et de dehors en dedans ; l'étampure du quartier interne est reportée en branche externe vers l'éponge ; deux pinçons, dont un en branche externe pour empêcher le fer de se porter en dedans : cheval qui se coupe avec le quartier interne ; panardise.

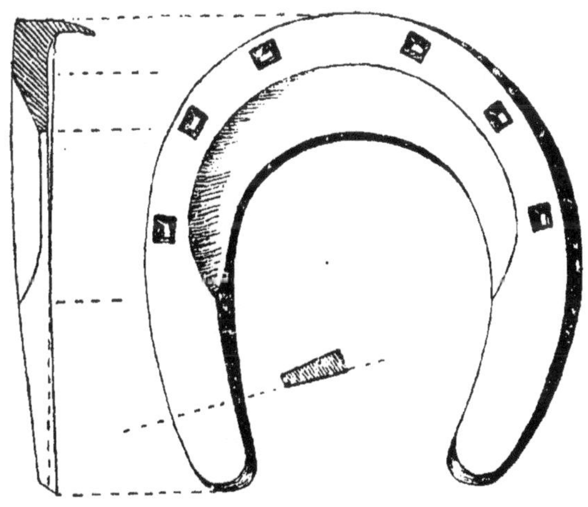

10. — *Fer antérieur gauche, évidé à la face inférieure : cheval qui forge en voûte et en branches ; cheval de chasse.*

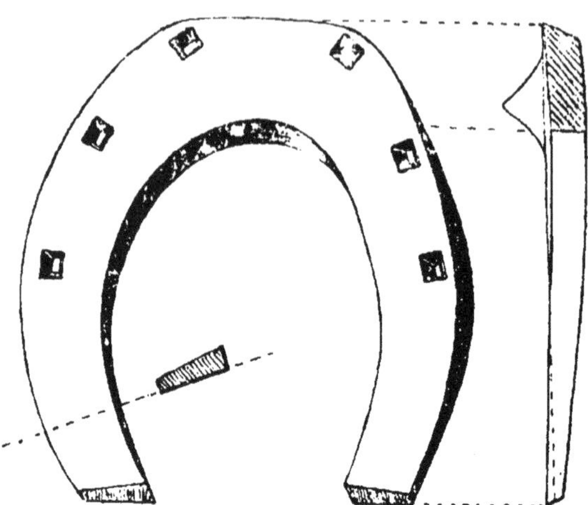

11. — *Fer postérieur droit, à pince tronquée et biseautée de haut en bas et de dehors en dedans ; deux pinçons latéraux en mamelles : cheval qui forge en éponges, en voûte ou en branches ; long-jointé.*

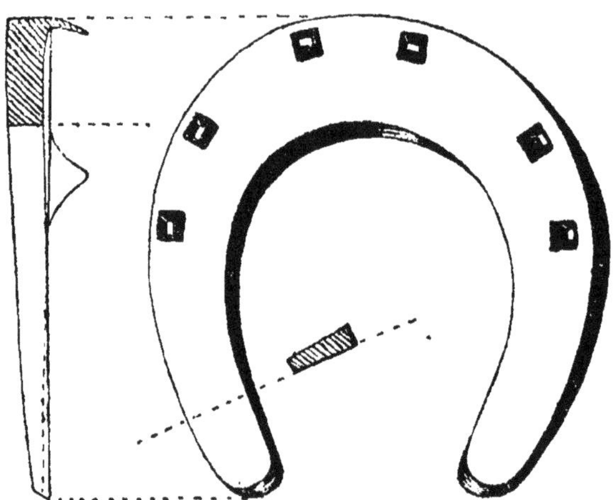

12. — *Fer antérieur gauche, à caractère, trois pinçons dont*

deux en branches : pieds dérobés ; pansements à la gutta-percha.

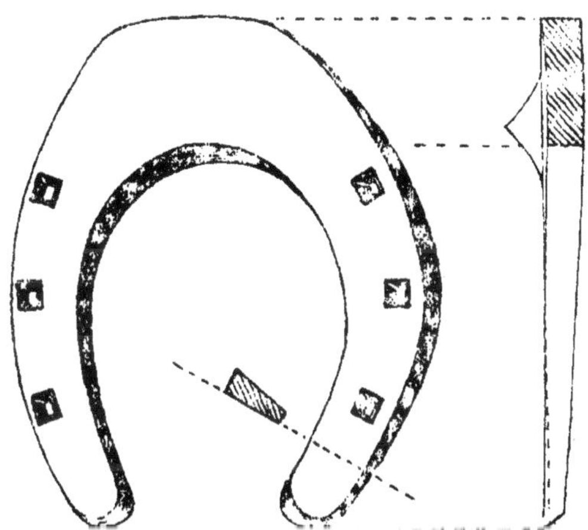

13. — *Fer postérieur gauche, pince couverte, deux forts pinçons latéraux en mamelles, pour cheval atteint de seime en pince, de kéraphyllocèle ; éponges arrondies et biseautées de dessous en dessus pour cheval qui se croise. (La seime en pince ayant souvent pour cause la section du bourrelet par la bavure de l'éponge interne carrée, lors du croisement d'un pied sur l'autre au repos).*

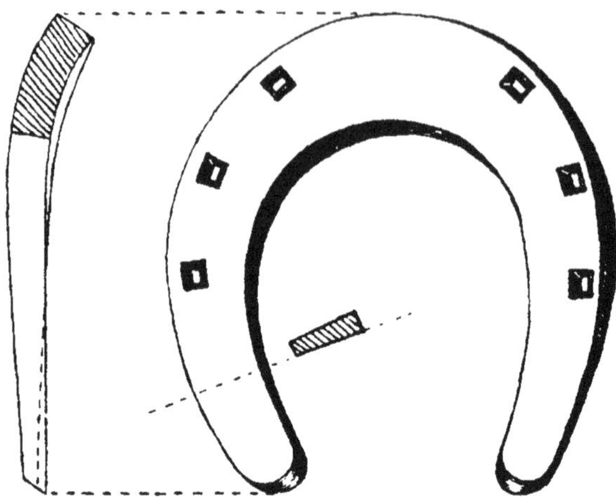

14. — *Fer antérieur droit, à demi florentine, à pince prolongée et relevée : cheval arqué, bouleté, usé, qui butte, qui rase le tapis.*

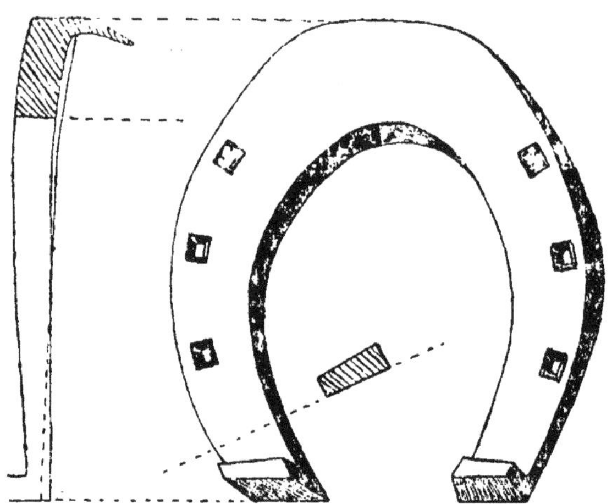

15. — *Fer postérieur droit, pince épaisse et couverte, un fort pinçon bridé, deux crampons : cheval pinçard.*

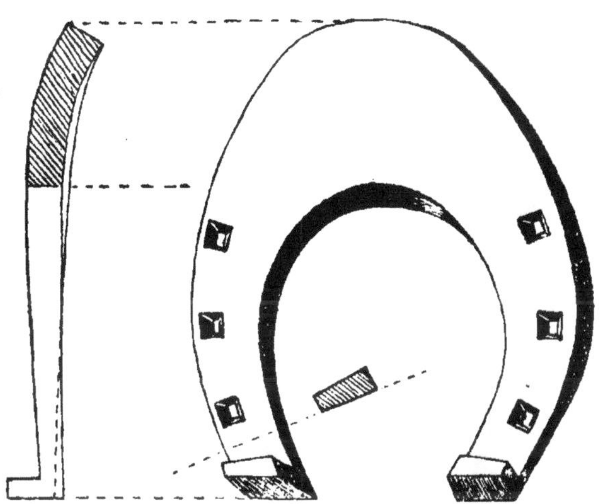

16. — *Fer postérieur gauche, pince épaisse, très couverte, prolongée et relevée, deux crampons : cheval rampin.*

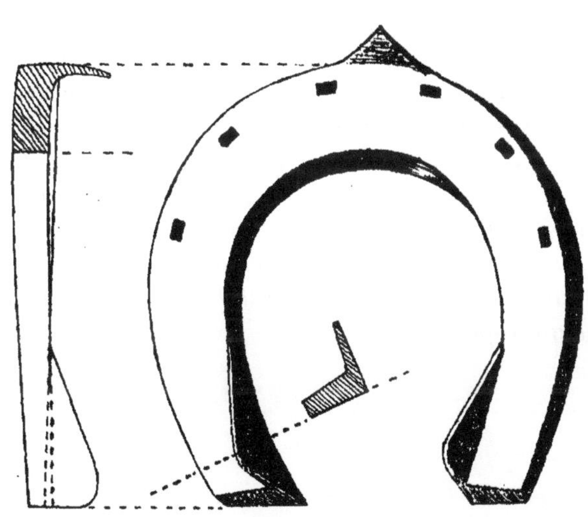

17. — *Fer antérieur gauche, à pantoufle expansive de Defays, pince dégagée, deux pinçons solides étirés sur la*

rive interne de chaque éponge : boiterie par encastelure très accusée, très avancée ; talons serrés, fourchette atrophiée, seimes quartes.

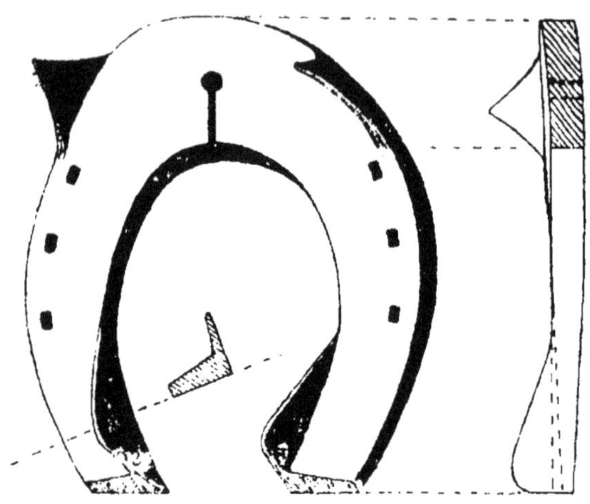

18. — *Fer postérieur droit, à pantoufle expansive de Defays, modifié par Lanneluc et Trasbot : deux pinçons solides étirés sur la rive interne de chaque éponge, pince couverte, deux pinçons latéraux volumineux levés en mamelles destinés à maintenir le rapprochement des lèvres de la seime. Sur le milieu de la pince, on perce à chaud, à l'aide d'un poinçon, un trou étroit qu'on réunit par un coup de tranche à la rive interne en voûte : seimes en pince, fourchette échauffée, talons serrés ; pansements à la gutta-percha.*

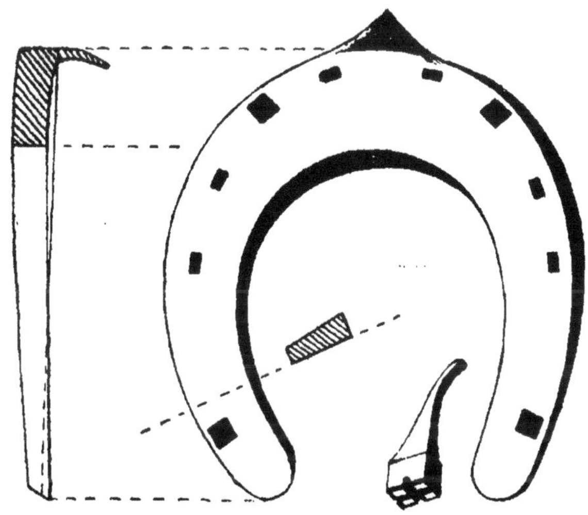

19. — *Fer antérieur gauche, à glace de Delpérier, quatre étampures d'attente obliques de dedans en dehors, dont deux en mamelles et deux en éponges.*

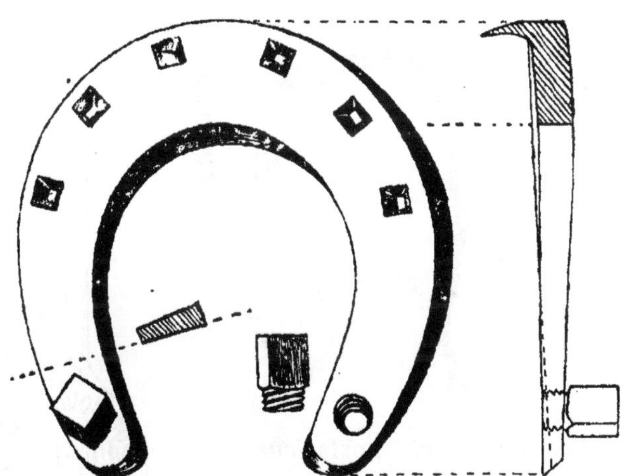

20. — ***Fer antérieur gauche**, à glace de l'armée, avec crampons tronconiques à vis et mortaises d'attente.*

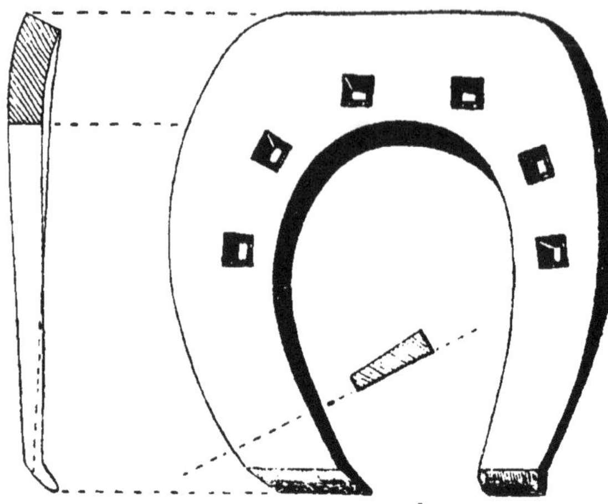

21. — *Fer de mulet, antérieur gauche, pince relevée, éponges entalonnées.*

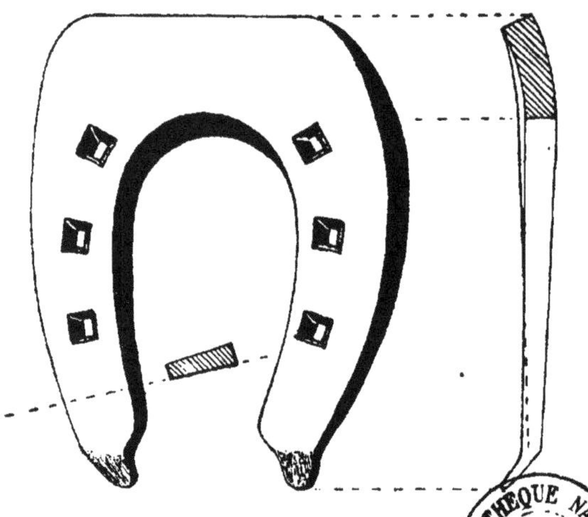

22. — *Fer de mulet, postérieur gauche, pince relevée, éponges entalonnées.*

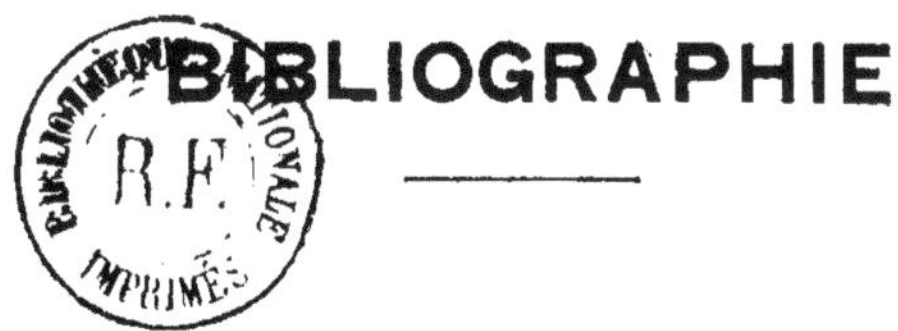

BIBLIOGRAPHIE

Lafosse père. — Nouvelle pratique de ferrer les chevaux de selle et de carrosse. — Paris, 1756.

Maîtres maréchaux de Paris. — Réponse à la nouvelle pratique de ferrer du sieur Lafosse. 1758.

Bourgelat. — Essai théorique et pratique sur la ferrure. Paris. 1771.

Lafosse fils. — Cours d'Hippiatrique. Paris. 1772.

Colman. — Sur la structure et les maladies du pied du cheval. Londres. 1798, deux volumes.

Jauze. — Cours théorique et pratique de maréchalerie vétérinaire. Paris. 1818.

Périer. — Sur les moyens d'avoir les meilleurs chevaux. Paris. 1835.

Bouley. — Traité de l'organisation du pied du cheval. Paris. 1851. deux volumes.

Bouley. — Dictionnaire pratique de médecine et de chirurgie vétérinaires. — Art. Ferrure. Paris. 1860 (tome VI).

Merche. — Mémoire sur les principaux systèmes de ferrure. Paris. 1862.

Rey. — Traité de maréchalerie vétérinaire. 2e Edition. Paris. 1865.

Charlier. — Sur un nouveau système de ferrure. — Bulletin de la Société Centrale de médecine vétérinaire. 1865.

Fléming. — Fers et ferrures. Londres. 1865.

Defays. — Les ferrures pathologiques. Bruxelles. 1866.

Mégnin. — La maréchalerie française, son histoire. Paris. 1867.

Percheron. — Notes relatives à la ferrure du cheval. Toulon. 1868.

Brambilla et Lemoigne. — Ferrure du cheval. Milan. 1870.

Goyau. — Traité pratique de maréchalerie. 2e Edition. Paris. 1882.

Porel. — Étude sur la ferrure dans les villes. — Bulletin de la Société Centrale de médecine vétérinaire. 1885.

Weber. — Rapport sur la ferrure dans les villes. — Bulletin de la Société Centrale de médecine vétérinaire. 1886.

Delpérier. — Manuel raisonné de la ferrure à glace. Cahors. 1886.

Watrin. — Le pied du cheval et sa ferrure. St.-Etienne. 1887.

Lavalard. — Le cheval. Tome I — Ferrure Lafosse. Paris. 1888.

Dangel. — Atlas et cours de maréchalerie professé à l'École de Saumur. 1888.

Dangel. — Fers contre les glissades et ferrures à glace. 1890.

Cadiot. — Cours lithographié de maréchalerie. Paris. 1891-92.

Lagriffoul. — De l'élasticité des sabots. — Bulletin de la Société Centrale de médecine vétérinaire. 1892. (Communication du 24 novembre).

Pader. — Précis théorique et pratique de maréchalerie. Paris. 1892.

Esclauze. — De la ferrure mécanique et de la ferrure à froid. Paris. 1895.

Peuch et Lesbre. — Précis du pied du cheval et de sa ferrure. Paris. 1896.

Lagriffoul. — De l'élasticité des sabots. — Bulletin de la Société Centrale de médecine vétérinaire. 1896 (Communication du 23 avril).

Thary. — Maréchalerie. — (Encyclopédie Cadéac). Paris. 1896.

Cadiot et Almy. — Traité de thérapeutique chirurgicale — Tome II — Pied. Paris. 1898.

Manuel de maréchalerie à l'usage des maréchaux ferrants de l'armée, Paris 1898.

Chardin. — Hygiène du cheval de guerre. — Ferrure. Paris. 1898.

Jacoulet et Chomel. — Traité d'Hippologie. 2e Edition — Tome II. — Maréchalerie-Saumur. 1900.

Maille. — Sur le fer à éponges minces ou fer Lafosse. — Recueil de médecine vétérinaire. 1901.

Almy. — Présentations de fers. — (Travail de M. Maille). — Bulletin de la Société Centrale de médecine vétérinaire. 1901.

Almy. — Présentation d'un fer à planche. — Bulletin de la Société Centrale de médecine vétérinaire. 1901.

Thary. — Une bonne méthode — Saumur. 1902.

Coquot. — Sur les ferrures à éponges minces. — Recueil de médecine vétérinaire. 1905.

Brisavoine. — Remarques sur la ferrure rationnelle. — Recueil de médecine vétérinaire. 1905.

Manuel de maréchalerie à l'usage des maréchaux ferrants de l'armée. Paris. 1905.

Mouilleron. — Remarques sur la ferrure. —Recueil de médecine vétérinaire. 1906.

Joly et Tasset. — Observations sur le travail des tendons fléchisseurs du pied du cheval. — Revue générale de médecine vétérinaire. Tome I. 1907.

Larieux. — Des inconvénients du fer Thary. — Bulletin de la Société Centrale de médecine vétérinaire. 1908.

Coquot. — Sur la ferrure à éponges minces. — Bulletin de la Société Centrale de médecine vétérinaire. 1908.

Breton et Larieux. — Eléments de clinique vétérinaire. Paris. 1908.

Thary. — Manuel de la ferrure du cheval. Paris. 1909.

TABLE DES MATIÈRES

Préface .... page 7

Chapitre I. — Le fer Lafosse.......................... page 13

Chapitre II. — Le fer Lavalard-Poret.................. page 18

Chapitre III. — Le fer Poret-Maille.................... page 22

Chapitre IV. — Adaptation du fer à éponges minces à tous les services.................................. page 29

Chapitre V. — Application du principe des fers à éponges minces aux ferrures thérapeutiques. Ferrures Maille.... page 37

Chapitre VI. — Conclusion. — L'Evolution et l'avenir de la ferrure à éponges minces.......................... page 45

Appendice I. — Statistique de tous les fers employés à l'Ecole vétérinaire d'Alfort de 1904 à 1908................ page 52

Appendice II. — Nomenclature des fers rationnels à éponges minces et à ajusture inverse. (Ferrures Maille).... page 55

Bibliographie.. page 71

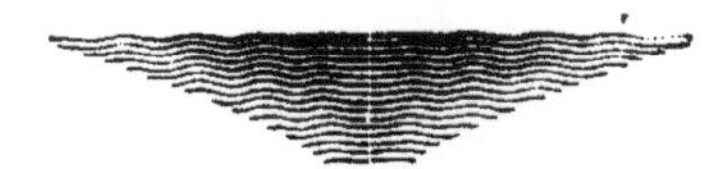

www.ingramcontent.com/pod-product-compliance
Ingram Content Group UK Ltd.
Pitfield, Milton Keynes, MK11 3LW, UK
UKHW021626260726
13994UKWH00003B/1100

9 782329 424415